KB151169

食客에서 만나는 건강한食

한의사 황인태의 암 예방 음식 처방

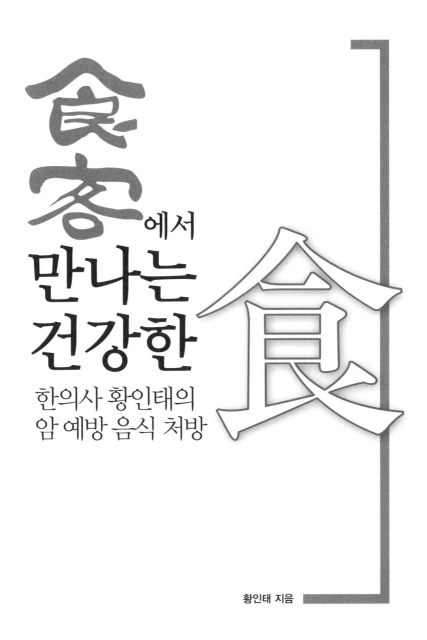

食客에서 만나는 건강한 食

한의사 황인태의
암 예방 음식 처방

食

황인태 지음

시루

암 환자들이 많아졌다. 통계에 의하면 여성은 세 명 중 한 명이, 남성은 두 명 중 한 명이 암으로 고통받는다. 암의 후천적 원인 중 삼분의 일은 음식이고, 삼분의 일은 환경오염이며 나머지 삼분의 일은 흡연이다. 음식을 바르게 먹고 담배만 피지 않아도 암의 원인 중 삼분의 이를 없앨 수 있다는 말이다.

병을 예방하고 치료하는 데 음식의 중요성을 강조하는 것은 한의학의 오랜 전통이다. 세조 4년(1460)에는 세종의 명을 받고 어의 전순의에 의해 《식료찬요》라는 일종의 식이요법서가 편찬되었고 허준의 《동의보감》에서도 매 질병 말미에 '딘방單方'이라고 하여 치료에 도움이 되는 먹을거리를 소개하고 있다.

사실 한의학 용어에 현대인들이 사용하는 의미의 암carcinoma은 없다. 《동의보감》에서도 적취, 현벽, 영류, 간적, 폐적 등의 용어에서 요즘의 암 증상들을 찾을 수 있을 뿐이다. 그러나 기원전 12세기에 나온 《주례周禮》라는 책에는 '부책치료負責治療 종양腫瘍'이라는 글귀가 나온다. 그 당시는 서양의학이 들어오지 않았을 때이므로 한

의학에서 종양(암)을 치료한 역사가 짧지 않음을 알 수 있다.

암의 원인은 무엇일까? 유전자의 문제, 산소 부족, 활성산소 등 여러 가지가 있을 수 있지만 한의학에서는 사기소주邪氣所湊 정기필허正氣必虛라고 본다. 한마디로 나쁜 기운邪氣이 우리 몸을 침범할 때는 정기正氣가 부족하기 때문이라는 말이다. 왜 정기가 부족해질까? 하늘과 땅의 기운이 부족하기 때문이다. 사람이 하늘의 기운을 받아들이는 방법은 숨을 쉬는 것이다. 땅의 기운을 받아들이는 방법은 먹는 것이다. 때문에 숨 쉬는 것과 먹는 것을 바르게 하면 우리 몸의 바른 기운이 부족해지지 않는다. 이 책은 무엇이 바른 음식이고, 어떻게 하면 음식을 바르게 먹을 수 있는지를 한의학적으로 모색한 글이다.

이 책을 쓰게 된 데에는 두 분의 도움이 컸음을 밝혀둔다. 한 분은 허영만 화백이시다. 앞서 《허허 동의보감》을 기획할 때 허 화백을 모시고 공부했었다. 이런 인연으로 《식객》의 귀한 그림을 필자의 뜻에 따라 사용할 수 있게 하셨다. 만화의 사용에 동의해주신 김영사에도 감사드린다. 또 한 분은 임상통합의학암학회에서 의사와 한의사를 대상으로 암에 관한 공부의 방향을 제시하는 박양호 선생이시다. 선생은 여든을 바라보는 연세에도 '한 방향으로의 오랜 공부'가 지닌 힘을 우리에게 보여준다. 유튜브에 '박양호 실장'을 검색하면 조선대 의대에서 했던 강의를 비롯해 암에 대한 여러 강의를 들을 수 있다.

아무쪼록 이 책이 암으로 고통받는 환자들과 그의 가족들, 그리고 암을 예방하고자 하는 많은 사람에게 도움이 되기를 바란다.

▼
차
례

머리말 ··· 4

건강한 食

1 풍부한 섬유질 식품 | 고구마 | ························ 9

2 우리나라의 자생식물 | 고추 | ······················ 19

3 우리나라 대표 해조류 | 김 | ························ 29

4 밥상 위 빠질 수 없는 반찬 | 김치 | ··············· 39

5 오방지영물 | 메밀 | ································ 57

6 독을 풀어주는 식물 | 미나리 | ···················· 67

7 산후조리의 특효약 | 미역 | ························ 75

8 성장 에너지를 품은 채소 | 새싹 채소 | ·············· 85

9 콩국수가 여름철 별미가 된 이유 | 콩 | ·············· 97

10 어둠과 물로만 자라는 채소 | 콩나물 | ··············· 109

11 어식백세 | 생선 | ································· 119

12 오메가3의 보고 | 청어 | ··························· 133

13 암의 전이를 막는 독 | 복어 독 | ··················· 143

14 밥상의 주인, 건강의 주인 | 밥 | ··················· 153

15 적게 먹는 것이 잘 먹는 것 | 소식과 단식 | · · · · · · · · · · · · · · · · 165

16 숙채소 섭취의 맛있는 시작 | 야채수프 | · · · · · · · · · · · · · · · · 177

17 최고의 항산화 식품 | 된장 | · 187

18 가장 신선한 장 | 청국장 | · 197

19 최고의 양념 | 고주 | · 209

20 꿀벌이 주는 최고의 선물 | 꿀 | · 219

21 만물의 근본 | 물 | · 231

22 비타민D의 근원 | 양기 | · 243

해로운 食

23 위험한 단백질 | 우유 | · 253

24 나쁜 기름 | 식용유 | · 265

25 저염 식사의 중요성 | 소금 | · 275

26 달콤한 독 | 설탕 | · 287

27 뜻밖의 트랜스 지방 | 삼겹살 | · 295

28 알고 먹으면 더 무서운 식품첨가물 | 타르 색소 | · · · · · · · · · · 307

29 피부 보호를 방해하는 화학제품 | 피부 단식 | · · · · · · · · · · · · 317

1

고구마

고구마 건강 조리법

1 160~180℃의 오븐에서 1시간 정도 천천히 굽거나 찜기에 넣고 찐다.

2 더 간단하게 조리하고 싶다면 고구마를 알루미늄 포일에 싼 뒤 오븐에 넣고 중간 중간 뒤집어가며 40분간 굽는다.

＊ 고구마는 맛있다고 느낄수록 몸에도 좋다. 고구마를 가장 달콤하게 먹으려면 천천히 오래 익혀야 한다.

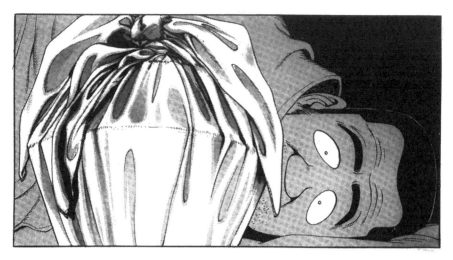

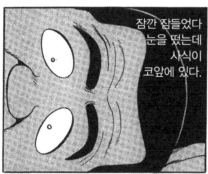

잠깐 잠들었다
눈을 떴는데
사식이
코앞에 있다.

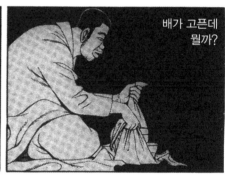

배가 고픈데
뭘까?

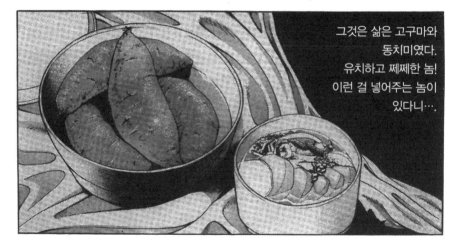

그것은 삶은 고구마와
동치미였다.
유치하고 쩨쩨한 놈!
이런 걸 넣어주는 놈이
있다니….

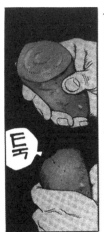

툭

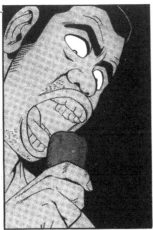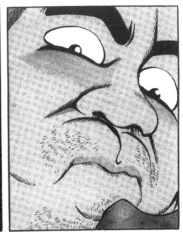

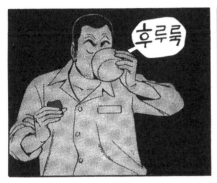

후루룩

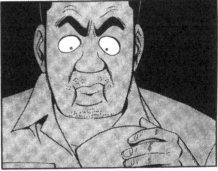

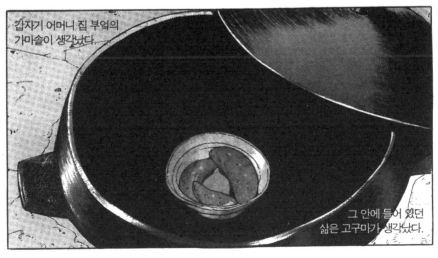

갑자기 어머니 집 부엌의
가마솥이 생각났다.

그 안에 들어 있던
삶은 고구마가 생각났다.

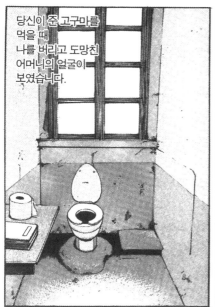

당신이 준 고구마를
먹을 때
나를 버리고 도망친
어머니의 얼굴이
보였습니다.

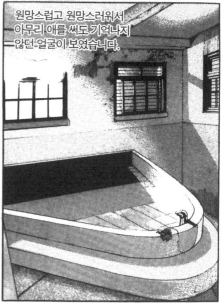

원망스럽고 원망스러워서
아무리 애를 써도 기억나지
않던 얼굴이 보였습니다.

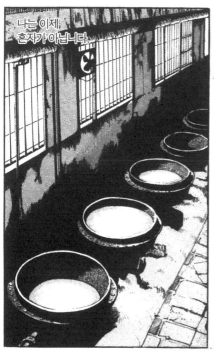

나는 이제
혼자가 아닙니다.

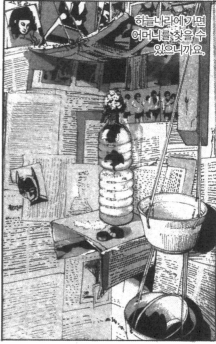

하늘나라에 가면
어머니를 찾을 수
있으니까요.

앞, 뒤, 높낮이를
구별할 수 없던 어둠은
고구마가 걷어갔습니다.
곧 어머니를 만날 수 있습니다.
사형장 가는 길 옆은 겨울꽃이
피어 있을 겁니다.

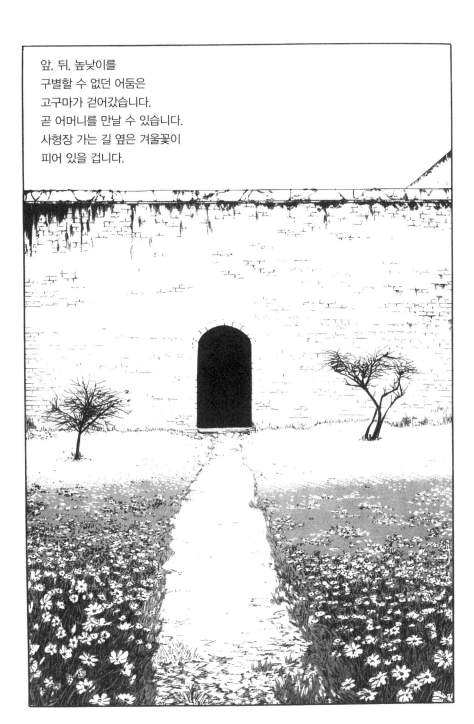

풍부한 섬유질 식품

| 고구마 |

고구마는 싸면서도 양은 푸짐한, 든든하고 맛있는 먹을거리이다. 고구마전, 고구마맛탕, 고구마말랭이 등 다양한 방식으로 우리의 배를 채워주었다는 고마움과 친근함 때문인지 우리나라에서 쭉 자생했던 식물로 생각하기 쉬운데, 고구마는 들어온 지 200년이 조금 넘은 신참 먹을거리이다.

200여 년간 7대째 이조판서를 지낸 가문의 조엄은 명문가 출신이었기 때문에 먹거리를 걱정할 처지는 아니었다. 목민관의 심정으로 고구마가 흉년을 이길 훌륭한 구황식물임을 알아본 조엄은 우리나라 최초로 지금의 영도인 절영도 봉래산 동쪽 해안 지대 야산에서 고구마를 처음으로 재배하게 된다. 이후 고구마는 강필리의《감저보》, 유중림의《증보산림경제》등을 통하여 빠르게 퍼진다. 19세기 초반 실학자 서유구는 《종저보》에서 '진실로 식구가 여덟 사람인 집에서 내버려둔 빈 땅에 고구마 수십 구를 심으면 굶어 죽지 않을 것이고 굶주리지도 않을 것이다'라고 하였으니 고구마가 구황작물로써 어떤 효과가 있었는지 짐작할 수 있다.

필자가 고구마에 관심을 가지게 된 것은 가나안 농군학교 때문이었다. 당시 대부분의 80학번 대학생처럼 필자도 민족정신과 인간다운 사회에 관심이 많았다. 가나안 농군학교를 개척하신 김용기 장로가 '농사꾼은 육군, 해군, 공군처럼 나라를 지키는 농군農軍'이라고 하면서 하루 2식 중 한 끼로 고구마를 드신다는 이야기를 듣고 나서부터 고구마에 관심을 가지기 시작했다. (장로님은 지금 기준으로 봐도 적지 않은 나이인 80세에 돌아가셨다.) 고구마는 글로벌 기후변화 시대, 고령화 시대, 국제 식량 수급 불안정 속에서 인류가 당면한 여러 가지 문제들의 해결책으로 떠오르고 있다. 그 이유는 다음과 같다.

첫째, 고구마는 단위면적당 탄수화물을 가장 많이 생산하는 작물이다. 아프리카에 옥수수 품종을 보급했던 김순권 박사를 기억하는 사람이 있는가? 옥수수로 아프리카의 배고픔을 해결했다고 하여 별명이 '가난한 사람들을 배불리 먹인 사람(마이에군)'이다. 이 옥수수보다 고구마가 인구 부양 능력이 3.9배 높다는 연구 결과가 일본 농림수산성에 의해 밝혀졌다. 2008년 미농무부USDA는 고구마가 전분 작물 중 탄수화물이 가장 풍부하며 식량 수급에 영향을 주지 않는 조건 불리 지역에서는 최고의 바이오 에너지 작물이라고 평가하고 있다.

둘째, 고구마는 최고의 건강식품이다. 2007년 미국공익과학센터 CSPI는 고구마를 최고의 건강식품 중 하나로 선정하였다. 고구마는 질병과 노화를 방지하는 항산화 물질이 풍부한 식품이며 식이 섬유도 많이 함유하고 있어 변비, 대장염 예방에 좋을 뿐만 아니라 혈당을 서서히 올리기 때문에 당뇨와 비만 환자에게 좋은 탄수화물 식품이다. 또한 칼륨 함량이 높아 혈압 상승에 영향을 주는 나트륨을 배설하는 효과도 있다. 즉, 고구마는 현대사회의 3대 질병인 암, 당뇨, 혈압에 모두 도움이 되는 최고의 식량 작물인 것이다.

셋째, 고구마는 척박한 토양에서도 가장 많은 수량을 보장하는 작물이다. 고구마는 재배 시 화학 농약과 비료를 적게 요구하고 물 이용 효율과 토양 유실 면에서 가장 유리한 친환경 작물이다. 특히 장마 기간에는 토양을 피복하므로 토양 유실이 적어 가을철 태풍에도 잘 견딜 수 있다. 고구마는 사막화가 진행되는 건조 지역, 해안가의 고염분 지역, 폐광산 등이 위치한 오염 지역 등 글로벌 조건 불리 지역에서 수량이 가장 잘 보장되는 작물이면서도 기후변화에 대응을 잘하는 우수한 작물로 평가받고 있다.

넷째, 고구마는 열대 지역에서 고위도 온대 지역까지 재배가 가능하다. 고구마는 서리가 내리지 않는 기간(무상일수)이 4개월이면 어느 곳에서나 재배가 가능하다. 오히려 위도가 높을수록 수량이 많을수 있다. 고위도 지역은 병충해 발생이 적고 덩이뿌리 비대기인 가을철의 밤낮 온도 차가 심해 낮 동안에 이루어진 광합성 산물이 야간에 뿌리로 이동하는 특질이 있기 때문이다. 빌게이츠 재단은 현재 아프리카 기근과 영양 문제를 해결하기 위하여 '유전체 기반 고구마 육종 프로젝트'를 지원하고 있다. 세계 고구마 재배 면적의 42퍼센트를 차지하는 아프리카의 평균 고구마 생산수율(ha당 약 5톤)은 아시아 평균(약 20톤)의 25퍼센트밖에 되지 않기 때문에 생명공학 기술을 이용하여 고구마 생산성을 크게 향상시키는 아프리카용 신품종 개발과 합리적인 재배법의 보급이 시급하기 때문이다.

고구마의 이로운 점을 한마디로 요약한다면 섬유질, 즉 식이 섬유가 많다는 것이다. 식이 섬유는 물에 잘 녹는 것(수용성)과 물에 잘 녹지 않는 것(불용성)으로 나누어진다. 불용성 식이 섬유는 대변을 따라 내려가면서 변의 부피를 늘리는 데 주된 작용을 한다. 당연히 변비에 좋고 대장 게실증* 완화에도 도움이 된다. 수용성 식이 섬유는 콜레스테롤이나 중성 지방을 잡아주고 혈당도 낮춰준다. 이렇게 식이 섬유가 풍부한 고구마는 심장 질환 예방에도 좋고 당뇨에도 좋은 먹을거리임이 분명하다.

● 대장 바깥쪽에 비정상적으로 생긴 주머니를 게실이라고 하는데, 이 게실이 여러 개 생기면 게실증이 된다.

변비 여성에게 많은 유방암

샌프란시스코대학 의학부가 최근 발표한 연구 결과에 따르면 장 내에서 만들어낸 유독 물질이 건강에 여러 가지 해를 끼친다는 사실이 판명되었다. 이 연구를 통해 '지방분이 많고 섬유질이 적은 식품을 먹어 변비가 계속되면 유방암에 걸리기 쉽다'는 학설도 뒷받침할 수 있다.

자녀를 키우고 있는 어머니 1,481명을 조사했는데 변비가 심한 사람에게서 분비된 유즙 속에 이상 세포가 발견되는 확률이 높았다. 같은 세포가 유방암 여성의 몸속에서도 발견되었다.

연구자들의 의견은 '변비 여성이 암에 걸릴 위험이 늘고 있는 증거인지도 모른다'는 것이다. 이상 세포는 하루 한 번 이상 배변하는 여성보다 일주일에 세 번 이하 배변하는 여성에게서 5배나 더 많이 발견되었다.

변비가 되는 주원인은 주로 평상시의 식사에서 동물성 단백질, 지방, 정제된 탄수화물(설탕 및 정제 소맥분과 백미)을 많이 먹고 알곡, 과일, 야채와 해조류 등 섬유질이 많은 음식을 적게 섭취한 탓이므로 식사 내용을 재검토할 필요가 있다.

버나드 젠센, 《더러운 장이 병을 만든다》, 엄성수 옮김, 국일미디어, 2014

2

고추

삭힌 고추무침

재료	삭힌 고추, 통깨, 다진 파, 고추장, 고춧가루, 다진 마늘, 액젓, 올리고당, 조청, 참기름
1	고추장과 고춧가루, 다진 마늘, 액젓, 올리고당, 조청을 넣고 양념을 잘 섞는다.
2	삭힌 고추와 양념, 다진 파를 버무린다.

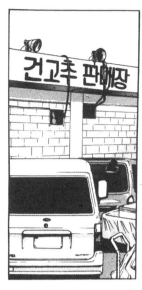

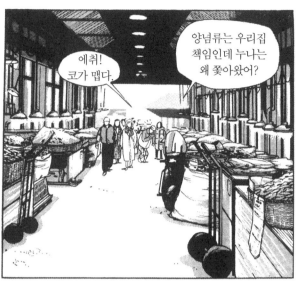

에취!
코가 맵다.

양념류는 우리집
책임인데 누나는
왜 쫓아왔어?

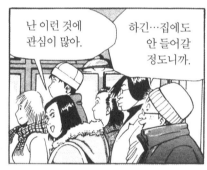

난 이런 것에
관심이 많아.

하긴…집에도
안 들어갈
정도니까.

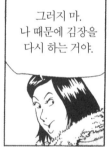

그러지 마.
나 때문에 김장을
다시 하는 거야.

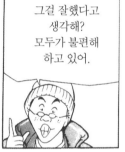

그걸 잘했다고
생각해?
모두가 불편해
하고 있어.

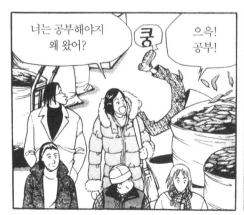

너는 공부해야지
왜 왔어?

쿵

으윽!
공부!

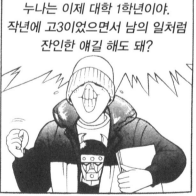

누나는 이제 대학 1학년이야.
작년에 고3이었으면서 남의 일처럼
잔인한 얘길 해도 돼?

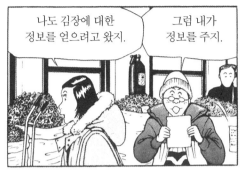

나도 김장에 대한 정보를 얻으려고 왔지.

그럼 내가 정보를 주지.

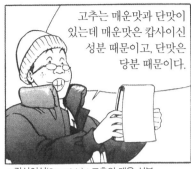

고추는 매운맛과 단맛이 있는데 매운맛은 캅사이신 성분 때문이고, 단맛은 당분 때문이다.

* 캅사이신(Capsaicin) : 고추의 매운 성분

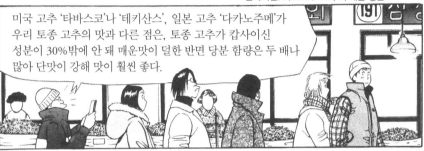

미국 고추 '타바스코'나 '테키산스', 일본 고추 '다카노주메'가 우리 토종 고추의 맛과 다른 점은, 토종 고추가 캅사이신 성분이 30%밖에 안 돼 매운맛이 덜한 반면 당분 함량은 두 배나 많아 단맛이 강해 맛이 훨씬 좋다.

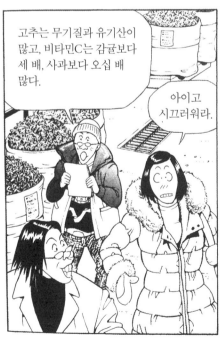

고추는 무기질과 유기산이 많고, 비타민C는 감귤보다 세 배, 사과보다 오십 배 많다.

아이고 시끄러워라.

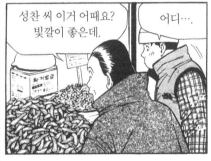

성찬 씨 이거 어때요? 빛깔이 좋은데.

어디….

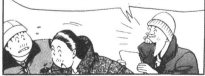

풋고추는 수분이 91.3%로 매운맛이 없으나 발갛게 되면 수분이 85.2%로 낮아지고 매워진다. 고추는 보존에 문제가 생기지 않도록 수분이 15% 이하가 되도록 건조시켜야 한다.

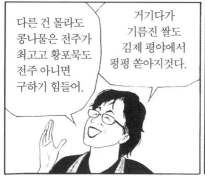

다른 건 몰라도
콩나물은 전주가
최고고 황포묵도
전주 아니면
구하기 힘들어.

거기다가
기름진 쌀도
김제 평야에서
평평 쏟아지것다.

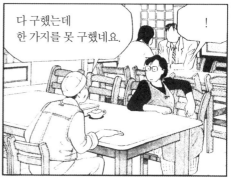

다 구했는데
한 가지를 못 구했네요.

!

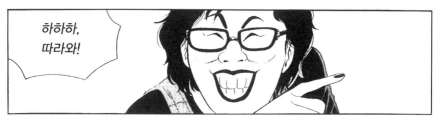

하하하,
따라와!

인자 쓸 먼헌
고치장은 한 독빼끼
안 남았다.

11월에
새 고치장을
담거야지.

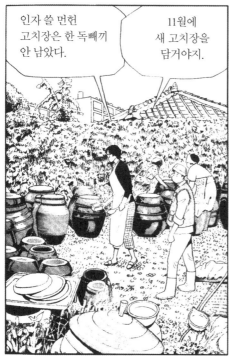

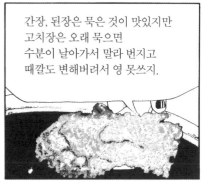

간장, 된장은 묵은 것이 맛있지만
고치장은 오래 묵으면
수분이 날아가서 말라 번지고
때깔도 변해버려서 영 못쓰지.

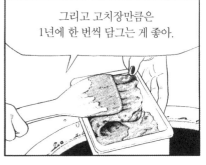

그리고 고치장만큼은
1년에 한 번씩 담그는 게 좋아.

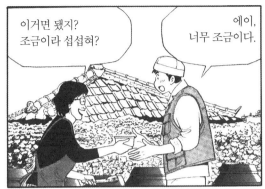

이거면 됐지?
조금이라 섭섭혀?

에이,
너무 조금이다.

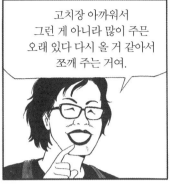

고치장 아까워서
그런 게 아니라 많이 주믄
오래 있다 다시 올 거 같아서
쪼깨 주는 거여.

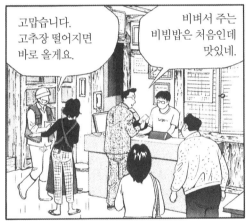

고맙습니다.
고추장 떨어지면
바로 올게요.

비벼서 주는
비빔밥은 처음인데
맛있네.

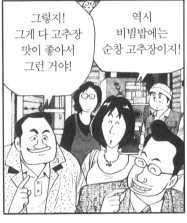

그렇지!
그게 다 고추장
맛이 좋아서
그런 거야!

역시
비빔밥에는
순창 고추장이지!

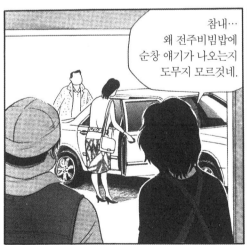

참내…
왜 전주비빔밥에
순창 얘기가 나오는지
도무지 모르것네.

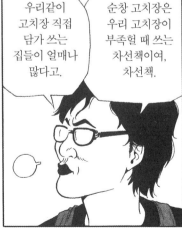

우리같이
고치장 직접
담가 쓰는
집들이 얼매나
많다고.

순창 고치장은
우리 고치장이
부족헐 때 쓰는
차선책이여,
차선책.

우리나라의 자생식물

| 고추 |

흔히 고추를 임진왜란을 겪으면서 일본에서 담배와 함께 전래된 식품으로 알고 있는 사람이 많다. 오죽하면 1980년대 말 대학학력고사의 조선 초기 풍습이 아닌 것을 고르라는 문제에서 '뒷마당에서 할머니가 고추를 말렸다'가 정답으로 나왔겠는가!

일본 전래설은 최남선이 시작했다. 그는 《고사통》에서 '일본이 고추를 담배와 같이 포르투갈, 스페인 등 서양에서 우리나라에 들여왔다'고 주장했는데, 이는 근거 자료가 충분하지 않아 신빙성이 떨어진다. 또한 '고추가 열대 지방에서는 다년생 식물이었는데 우리나라에 들어와서는 일년생 식물이 되었다'고 하는데 이는 생물학적 관점으로 봤을 때 논의할 가치도 없다. 더욱이 최남선의 이러한 주장은 그가 내선일체를 한참 주장할 때 나온 것이라 후학들에게 큰 영향력이 없었다.

고추가 일본에서 들어왔다고 주장하는 학자들은 지금은 고인이 되신 이성우 교수의 논문을 근거로 많이 제시했다. 논문은 크게 다섯 가지로 정리할 수 있다.

첫째, 《브리태니커 백과사전》에도 나오듯이 고추의 원산지는 멕시코이기 때문에 중국 등 아시아에는 고추가 없었고 대신 향신료로 '호초(이 교수는 이를 후추로 생각)'와 겨자가 있었다.

둘째, 《시경》(BC 551~479)에 초椒가 나오는데 이 초는 고추가 아닌 호초이다. 고추는 콜럼버스에 의해 유럽으로 전해진 다음 일본을 통하여 중국, 한국으로 전해졌다고 한다.

셋째, 이수광의 《지봉유설》의 기록 "고초에는 독이 있다. 일본에서 건너온 것이라 그 이름을 왜개자라고 한다."를 근거로 고추는 다른 여러 문화와 달리 일본을 통하여 들어왔다고 해도 좋을 것 같다고 주장한다.

넷째, 일본의 《대화본초》(1709), 《물류칭호》(1775), 《왜훈간》(1770) 등에서 고추는 조선에서 들어왔고 이를 고려 호초胡椒라고 한다는 것을 인정하면서도 일본의 기록은 무시하고 고추가 일본으로부터 들어왔다고 주장한다.

다섯째, 이익의 《성호사설》에서 "번초는 매우 매운 것이다. 우리나라에서는 이것이 일본에서 온 것이라는 지식 이외에는 아무것도 모르기 때문에 왜초라 한다."라는 문장을 들어 고추가 일본에서 들어왔다고 주장한다.

이 주장들에 대해 하나하나 짚어보면서 옳고 그름을 따질 필요가 있다.

첫째, 1981년《브리태니커 백과사전》에서는 고추의 원산지가 멕시코를 중심으로 한 중앙아메리카라고 하였으나 2000년 발행본에는 빠져 있다. 대신 중앙아메리카와 아시아에서 광범위하게 재배되고 있다는 내용이 추가되어 있다. 이는 기존의 학설을 계속 주장하기에는 반증 자료가 너무나 많아 고치지 않을 수 없기 때문이다.

둘째,《시경》의 초는 호초라는 주장도 틀렸다. 이 교수는《본초강목》에도 '번초'라는 단어가 나오지 않는다고 하면서 고추의 일본 전래설을 확정하려 하였으나, 번초라는 이름만 나오지 않았을 뿐 초, 호초, 진초, 촉초 등 다양한 종류의 고추를 뜻하는 단어가 다양하게 나오고 있다. 결국 초는 호나라의 초인 호초가 될 수 없다.

셋째, 왜개자가 고추이고 임진왜란 이후에 계속 재배된 것이 왜개자라면 그것을 고추라 부를 이유가 없을 것이다. 이 교수 이외에는 왜개자가 고추라고 주장한 사람이 없다.

넷째, 본인도 미심쩍은 부분이 있음을 인정하고 있다. 향후 더 심도 깊은 연구가 있어야 할 것이다.

다섯째, 번초는 일본에서 들여온 고추의 일종일 것이다.

고추의 어원은 무엇일까? 한글이 없던 시절에는 외자 초椒로 고추를 나타냈다. 한글 창제 이후 우리 백성들은 고쵸라는 말을 사용했고 한자를 사용하는 식자층에서는 고초苦椒라는 한자어로 고추를 나타냈다. 이후 고초라는 단계를 거쳐 고추라는 단어를 사용하게 된다. 《고추 전래의 진실》이라는 책에서는 과학 저널 〈네이처〉에 실린 논문을 인용하면서 새가 고추를 먹고 멀리 날아가서 배설한 똥(속의 고추씨)에 의해 전파되었다고 되어 있다. 고추 유전자를 분석한 결과 천만 년 전에는 소수의 고추가 품종을 유지하고 있다가 각 대륙으로 퍼진 200만 년 전부터는 다양한 품종으로 진화한 것으로 나타났다. 우리나라 고추Capsicum annuum와 멕시코의 매운 고추Capsicum baccatum가 분리된 시기는 175만 년 전으로 알려졌다. 오히려 우리나라 고추가 멕시코의 고추보다 앞서 있으니, 우리나라의 단 고추에서 멕시코의 매운 고추로 진화했다고 주장해도 과학적으로는 틀린 말이 아니다. 결국 고추는 우리나라 자생식물인 것이다.

고추장에 대한 최초의 기록은 850년에 간행된 잠은의 《식의심감》의 '검은 암탉을 푹 삶아서 잘게 손으로 찢은 다음 메주 즙, 파, 생강, 고추장椒醬을 넣고 국을 끓여 먹는다'라는 문장이다. 996년에 한악이 지은 월령식 농서인 《사시찬요》에도 초장椒醬이 나오고, 세종 15년(1433년)에 지은 《향약집성방》에는 초장뿐만 아니라 고추장 메주도 나오는데 '대변이 나오지 않는 것을 치료하는 신통한 처방 초시탕椒豉湯 5되와 돼지기름 3홉을 부어주면 좋다'고 되어 있다. 한방의학의 백과사전 격인 《의방유취》(1445년)도 마찬가지다. 모두 음식으로 인해 위나 비위가 좋지 않을 때 쓰인 것이 특징이다. 우리나라 사람들의 위가 좋은 것은 다 고추장 덕분이지 싶다.

김치의 어원

김치의 어원이 '沈菜'라는 것은 틀린 주장이다. 고추가 조선에서 일본으로 건너갔다고 기록된 일본 문헌 등 수많은 증거가 있음에도 불구하고 끝까지 고수한, 고추가 일본으로부터 왔다는 주장만 없었어도 이런 주장을 하지 않았을 것이다. 임진왜란 전에 고추가 없었다고 전제하니까 그 전의 김치는 단지 물에 잠기게 하여 만든 나물로 치부하게 되고, 그러니 오래전부터 전해 내려오는 담가[醱酵] 만든 전통 발효음식임을 망각하고 단순히 물에 잠기게[沈] 한 나물[菜]로 인식하여 '沈菜'가 김치의 어원이라고 주장한 것이다. 이는 고추의 어원이 '苦椒'라는 잘못된 주장과 하나도 다를 바 없다. 애초에 고추가 오래전부터 존재하였고, 고추의 어원이 '苦椒'가 아닌 우리말 '고쵸'라는 것을 인정하였으면 이런 잘못된 주장은 하지 않았을 것이다. 모든 것이 고추가 없는 김치를 상상하다가 생긴, 자가당착에 빠진 논리이다. 김치의 어원은 '딤치'와 '디히'이다. '딤치'가 구개음화에 의하여 '짐치(짐치, 짐칙)'가 되고, 부정회귀현상에 의해 '김치'가 된 것이다.

권대영, 정경란, 양혜정, 장대자, 《고추 이야기》, 효일, 2011

3

김

김 장아찌

재료	구운 김 또는 생김, 멸치 육수, 간장, 설탕, 청주, 참기름
1	멸치 육수와 간장, 설탕, 청주를 넣고 한 번 끓인 후 식힌다. 참기름은 끓고 난 후 섞는다.
2	김을 용기에 가지런히 담고 식혀놓은 양념장을 김 위에 골고루 붓는다.

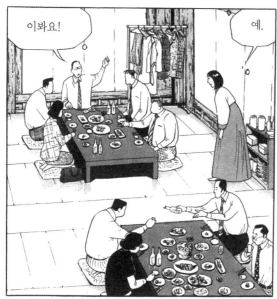

이봐요!

예.

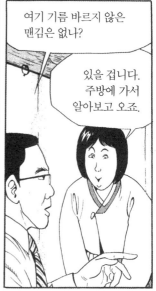

여기 기름 바르지 않은 맨김은 없나?

있을 겁니다. 주방에 가서 알아보고 오죠.

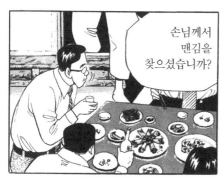

손님께서 맨김을 찾으셨습니까?

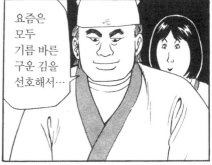

요즘은 모두 기름 바른 구운 김을 선호해서…

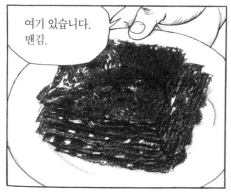

여기 있습니다. 맨김.

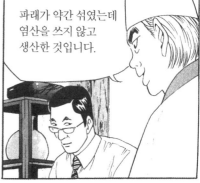

파래가 약간 섞였는데 염산을 쓰지 않고 생산한 것입니다.

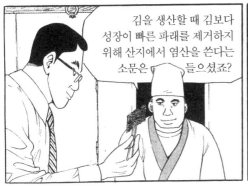

김을 생산할 때 김보다 성장이 빠른 파래를 제거하지 위해 산지에서 염산을 쓴다는 소문은 들으셨죠?

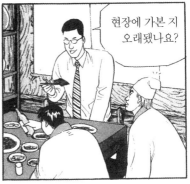

현장에 가본 지 오래됐나요?

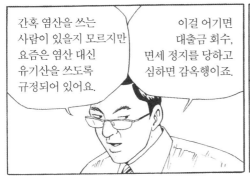

간혹 염산을 쓰는 사람이 있을지 모르지만 요즘은 염산 대신 유기산을 쓰도록 규정되어 있어요.

이걸 어기면 대출금 회수, 면세 정지를 당하고 심하면 감옥행이죠.

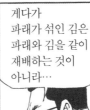

게다가 파래가 섞인 김은 파래와 김을 같이 재배하는 것이 아니라…

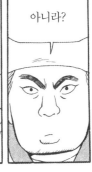

아니라?

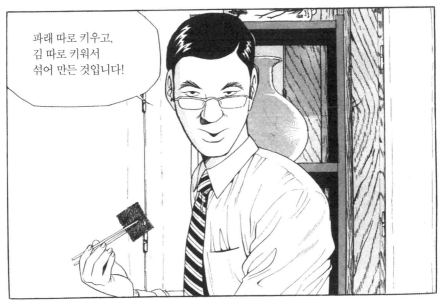

파래 따로 키우고, 김 따로 키워서 섞어 만든 것입니다!

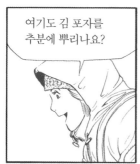
여기도 김 포자를
추분에 뿌리나요?

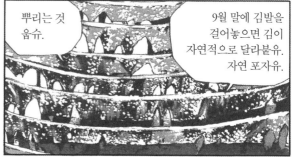
뿌리는 것
윱슈.

9월 말에 김발을
걸어놓으면 김이
자연적으로 달라붙유.
자연 포자유.

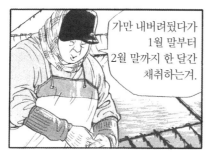
가만 내버려뒀다가
1월 말부터
2월 말까지 한 달간
채취하는겨.

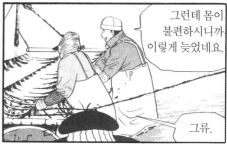
그런데 몸이
불편하시니까
이렇게 늦었네요.

그류.

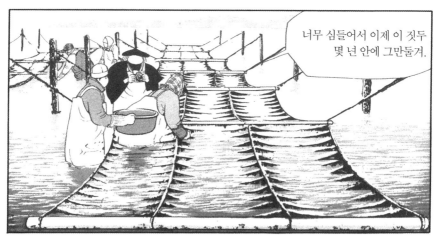
너무 심들어서 이제 이 짓두
몇 년 안에 그만둘겨.

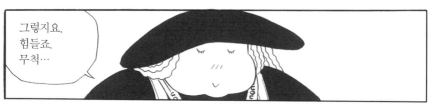
그렇지요.
힘들죠.
무척…

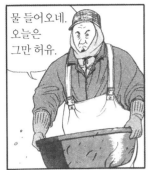

물 들어오네.
오늘은
그만 허유.

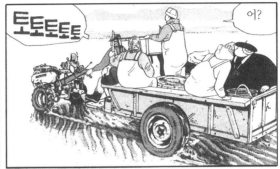

토토토토토

어?

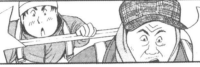

집은 저쪽인데
왜 이리 오죠?

둠벙에 가서
김을 씻치야쥬.

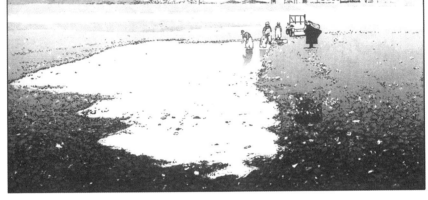

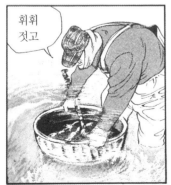

휘휘
젓고

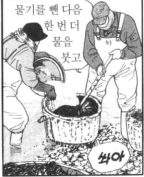

물기를 뺀 다음
한 번 더
물을
붓고

싸아

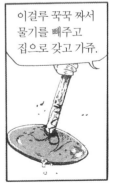

이걸루 꾹꾹 짜서
물기를 빼주고
집으로 갖고 가쥬.

우리나라 대표 해조류

| 김 |

　　김은 전 세계에서 생산되지만 이를 즐겨 섭취하는 나라는 우리나라와 일본 등 아시아권의 몇 나라뿐이다. 우리나라는 양식되는 해조류의 50퍼센트를 차지하고 있고, 정월 대보름에는 복䰞쌈, 명命쌈이라고 하여 밥을 김에 싸 먹는 풍습까지 있으니, 과연 우리나라의 대표 해조류라고 할 만하다.

　　그런데 김이나 미역을 주의해서 먹어야 할 때가 있다. 바로 녹용을 먹을 때이다. 녹용은 사슴의 머리에서 나는 뿔이다. 때문에 사람의 머리도 위로 올릴 수 있다고 하여 아이들의 키를 크게 하는 데 도움이 되기도 하고 어른들의 기력이 없을 때도 효과가 있다. 지구에서 가장 아래에 있는 것은 바다다. 바닷속에서도 생선보다는 김이나 미역이 가장 아래에 있다. 김이나 미역은 아래로 내리는 기운이 강하니, 녹용과 반대의 기운을 가지고 있다. 때문에 녹용을 먹을 때는 김이나 미역을 조심해서 먹기를 권한다. 《동의보감》에서도 "해채海菜는 성은 차고寒 맛은 짜며鹹 독은 없다. 번열을 내리고 영류로 기가 뭉친 것을 치료하며 소변을 잘 통하게 한다. 바다에서 나는데, 새파랗다. 따서 말리면 자주색으로 변하기 때문에 자채紫菜라고도 한다."고 하였다.

현대 의학에서는 김이나 미역에 요오드 성분이 많다고 한다. 사람들은 요오드 하면 갑상선만 생각하기 쉬운데, 체내 요오드의 30퍼센트는 갑상선 이외의 장기나 조직에서 사용된다. 요오드가 없다면 체내에서 단 하나의 호르몬도 만들어낼 수 없다. 이것은 요오드가 그만큼 중요하다는 뜻인데 단일 미네랄로 이렇게 광범위한 결핍 증상이 나타나는 것은 요오드가 유일하다고 주장하는 의사도 있다.

요오드 결핍으로 발생되는 증상과 질환

특징	해당 질환
저체온증 관련 질환	부종, 비만, 고지혈증, 동맥경화, 고혈압, 아토피, 건조한 피부, 관절과 근육 통증, 각종 감염에 대한 면역력 저하, 우울증, 위염
분비샘 관련 질환	갑상선 비대, 자궁근종, 전립선 비대, 유방통, 난소 물혹, 정력 감소, 건조한 피부, 위통, 변비, 안구건조증, 침샘 마름, 극심한 생리통
뇌 건강과 각종 알레르기 자가면역 관련 질환	주의력결핍장애(ADHD), 자폐증, 기억력 감퇴, 아토피, 자가면역 질환(건선, 루푸스, 강직성 척추염 등), 인지 기능 저하, 머리가 안개같이 뿌연 상태
심혈관 관련 질환	고지혈증, 동맥경화, 고혈압, 당뇨, 부정맥
기타	목 통증, 역류성 식도염, 탈모, 피로, 생식기 헤르페스, 폐 질환, 느린 상처 회복, 각종 결절과 낭종, 여성 불임, 유산, 성욕 감소, 정액 생산 감소, 간 질환

현대 의학에서도 김이나 미역을 가급적 적게 먹기를 권할 때가 있다. 또한 방사능 요오드 치료에 대하여 의사들은 두 가지 면에서 우려를 표한다.

첫째, 암세포만 골라서 치료하지 않는다. 방사선 요오드는 암세포가 아닌 정상 세포도 같이 손상시킨다. 방사능 요오드 치료에 30mCi 정도의 방사능 요오드만을 사용한다고 해도 베크렐로 환산하면 약 10억 베크렐의 고용량이다. 1베크렐은 1초에 한 번 핵분열이 일어나면서 방출되는 방사선을 말한다. 10억 베크렐이라면 우리 몸속에서 1초에 10억 번의 핵분열이 일어나는 것이며 100초면 1,000억 번 핵분열이 일어나는 셈이다. 방사능 요오드의 생물학적 유효 반감기가 약 8일인데 보통 반감기가 열 번이 지나야 방사선이 거의 없어진다고 하니 몸에서 모두 없어지려면 약 세 달이 걸린다. 세 달 동안 꺼지지 않는 건전지처럼 1초도 쉬지 않고 핵분열을 일으키며 방사선을 방출해내는 것이다. 8일만에 다 없어진다고 가정하더라도 1일에 86,000초이니 8일이면 68만 초이다. 그러면 약 68조 번의 핵분열이 일어난다는 계산이 나온다.

둘째, 갑상선 외의 다른 장기에도 악영향을 줄 수 있다. 갑상선 외에 요오드를 사용하는 장기는 유방, 자궁, 난소, 전립선, 고환, 침샘, 간, 소장, 대장, 피부 등이다. 이들 장기에도 방사능 요오드가 침입하여 각각의 장기를 손상시킬 수 있다. 치료 후 3일 이내에는 일시적 침샘 염증이 나타날 수 있다. 침샘은 대표적인 요오드 장기로, 요오드를 섭취해서 농축하기 때문에 방사능 요오드가 많이 흡수된다. 유방에도 방사능 요오드가 많이 흡수된다. 실제로 방사능 요오드 치료를 받은 환자군에서 유방암의 발병률이 증가했다는 보고가 있다.

데이비드 브라운스타인 박사는 9년간 방사능 요오드 치료를 받은 2,793명을 대상으로 실험을 진행했는데, 갑상선 기능 항진증 환자가 방사선 요오드 치료를 받은 경우, 전체 사망률은 56퍼센트 증가하였고 전체 환자 중 뇌졸중 발생률이 40퍼센트 증가하였으며, 암으로 인한 사망률이 29퍼센트 증가하였다는 결과를 얻었다.

방사능 물질의 위험성을 미루어볼 때, 방사능 요오드 치료는 신중하게 결정해야 할 치료법이라고 생각된다.

저요오드 식사

우리가 섭취한 음식을 통해 체내에 흡수된 요오드는 대부분 갑상선 호르몬을 만드는 데 이용된다. 이 원리를 이용하여 갑상선 수술 후 방사선 동이원소 치료가 필요한 환자에게 알약으로 만들어진 방사선 요오드를 복용하게 해 수술 후 남아 있는 잔여 암세포를 방사선 치료로 제거할 수 있는 방법이 마련되었다. 즉, 수술로 눈에 보이는 갑상선암을 다 절제하더라도 육안으로 보이지 않는 남아 있는 암세포들이 재발할 수 있으므로 재발 가능성을 줄이기 위해 방사성 요오드 치료를 시행하는 것이다. 방사선 동이원소 치료를 위해서는 준비 과정이 필요한데 우선 치료 4~6주 전부터 갑상선 호르몬제를 끊고 치료 1~2주 전부터는 반드시 '저요오드 식사'를 하여 약물 외 음식으로부터 섭취하는 부터는 반드시 '저요오드 식사'를 하여 약물 외 음식으로부터 섭취하는 요오드를 최소화하여 방사선 치료 약물이 갑상선으로 흡수되는 효과를 최대화하도록 하는 것이다. 물론 2~3일 동안의 치료가 끝난 후 검사를 통해 확인될 때까지만 저요오드식이 진행되는 것이고 이후에는 보통의 식사를 할 수 있다.

강남세브란스병원 갑상선암센터, 강남세브란스병원 메디칼쿠킹클래스,
《갑상선 완치를 위한 2주 밥상》, 국일미디어, 2013

4

김치

묵은지 김치볶음

재료	묵은지, 들기름, 설탕, 식용유, 고춧가루
1	묵은지에 들기름과 설탕을 넣고 무쳐 10분 정도 그대로 둔다.
2	식용유를 두른 팬에 묵은지를 넣고 볶는다.
3	고춧가루와 들기름을 더하여 볶는다. 신맛이 강하다면 설탕을 조금 더 넣는다.

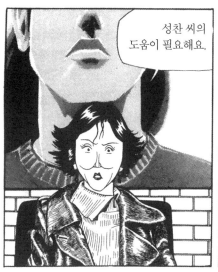

성찬 씨의 도움이 필요해요.

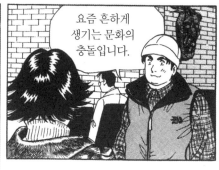

요즘 흔하게 생기는 문화의 충돌입니다.

김치는 세계 어디에 내놓아도 꿀리지 않는 우리의 중요한 음식이지요.

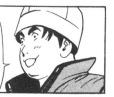

다양한 가양주 문화가 없어져서 안타까운데 그런 일이 또 생기지 않기 위해서는 김치도 지방마다 집집마다 다른 고유의 맛을 유지시켜서 김치 문화가 상처를 받지 않게 해야 합니다.

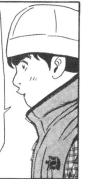

대량생산으로 규격화된 김치도 바쁜 현대 사회에서는 절대로 필요합니다.

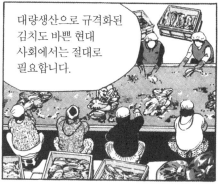

* 가양주 : 집에서 빚는 술.

그러나 규격화된 김치는 정해진 맛 이외에는 맛을 낼 수가 없습니다.

항아리에서 세월을 머금고 하루하루 다른 맛을 내는 김장 김치의 오묘한 맛을 비교할 데가 없는 우리만의 맛과 멋입니다.

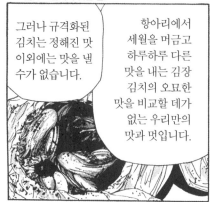

어느 분이 김치를 좋아하는 일본인 친구에게 자기 집 김장하는 모습을 보여주고 김치를 선물했답니다.

일본 사람들 요즘 김치 좋아한대요.

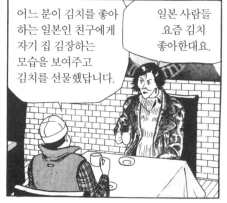

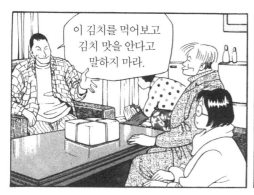

이 김치를 먹어보고 김치 맛을 안다고 말하지 마라.

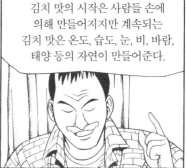

김치 맛의 시작은 사람들 손에 의해 만들어지지만 계속되는 김치 맛은 온도, 습도, 눈, 비, 바람, 태양 등의 자연이 만들어준다.

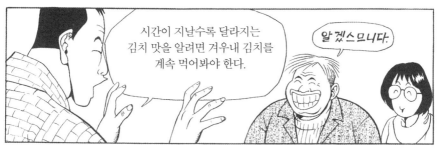

시간이 지날수록 달라지는 김치 맛을 알려면 겨우내 김치를 계속 먹어봐야 한다.

알겠스므니다.

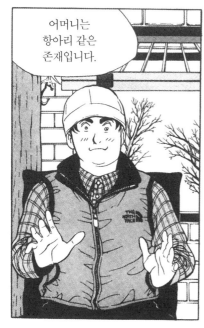

어머니는 항아리 같은 존재입니다.

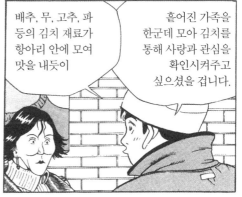

배추, 무, 고추, 파 등의 김치 재료가 항아리 안에 모여 맛을 내듯이

흩어진 가족을 한군데 모아 김치를 통해 사랑과 관심을 확인시켜주고 싶으셨을 겁니다.

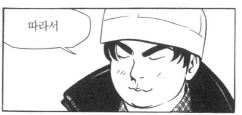

따라서

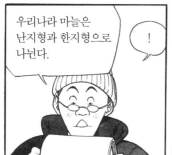

우리나라 마늘은 난지형과 한지형으로 나뉜다.

！

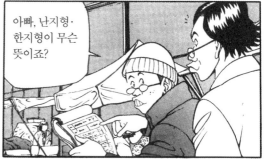

아빠, 난지형·한지형이 무슨 뜻이죠?

| 난지형(暖地型) |
| 한지형(寒地型) |

네가 한자를 배우지 않아서 모르는구나.

난지는 따뜻한 곳, 한지는 추운 곳을 말하는 거야.

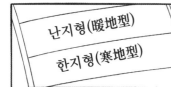

난지형은 알이 굵고 연한데 저장성이 떨어져 햇마늘과 장아찌용으로 쓰인다.

한지형은 단양과 의성이 유명한데 향이 진하고 단단해서 값이 비싸다.

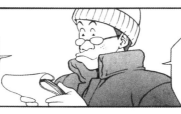

그럼 한지형 마늘을 써야 겠네요.

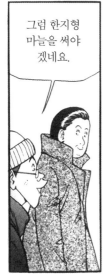

사모님, 혹시 댁에 마늘 사놓으신 것 없습니까?

마늘요?

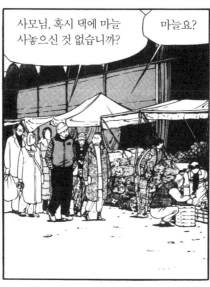

매년 김장을 해왔으니까 여름에 마늘을 미리 구입할 수도 있지요.

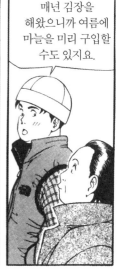

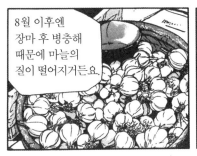

8월 이후엔 장마 후 병충해 때문에 마늘의 질이 떨어지거든요.

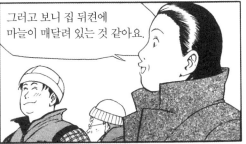

그러고 보니 집 뒤켠에 마늘이 매달려 있는 것 같아요.

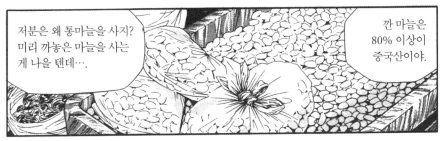

저분은 왜 통마늘을 사지? 미리 까놓은 마늘을 사는 게 나을 텐데….

깐 마늘은 80% 이상이 중국산이야.

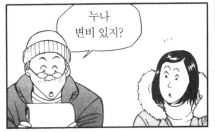

누나 변비 있지?

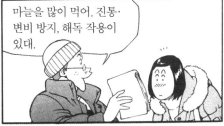

마늘을 많이 먹어. 진통·변비 방지, 해독 작용이 있대.

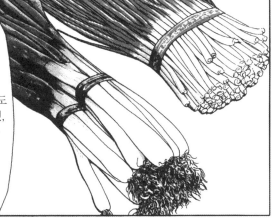

파는 중국에서 고려 이전에 들어온 듯하다. 일반 채소가 알칼리성인 데 반해 파는 유황이 많아 산성 식품에 속한다. 파의 녹색 부분엔 비타민A, C, 칼슘, 인, 철분이 많다. 살균·살충 효과도 있다. 굵은 파는 줄기가 싱싱한 것, 가는 파는 잎이 짧고 싱싱한 것을 고른다. 두 종류 모두 뿌리 쪽에 흰 부분이 많고 굵기가 고르며 윤기가 있는 것이 좋다.

* 《우리 김치 백가지》 : 한복려, 현암사.

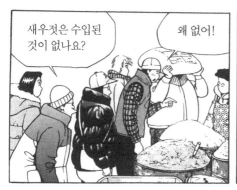

새우젓은 수입된 것이 없나요?

왜 없어!

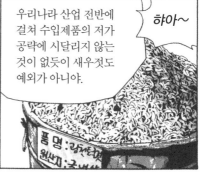

우리나라 산업 전반에 걸쳐 수입제품의 저가 공략에 시달리지 않는 것이 없듯이 새우젓도 예외가 아니야.

햐아~

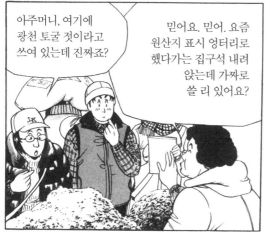

아주머니, 여기에 광천 토굴 젓이라고 쓰여 있는데 진짜죠?

믿어요. 믿어. 요즘 원산지 표시 엉터리로 했다가는 집구석 내려 앉는데 가짜로 쓸 리 있어요?

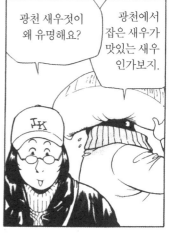

광천 새우젓이 왜 유명해요?

광천에서 잡은 새우가 맛있는 새우 인가보지.

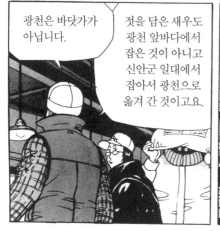

광천은 바닷가가 아닙니다.

젓을 담은 새우도 광천 앞바다에서 잡은 것이 아니고 신안군 일대에서 잡아서 광천으로 옮겨 간 것이고요.

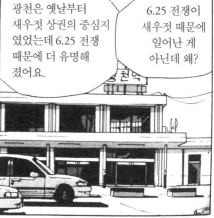

광천은 옛날부터 새우젓 상권의 중심지 였었는데 6.25 전쟁 때문에 더 유명해 졌어요.

6.25 전쟁이 새우젓 때문에 일어난 게 아닌데 왜?

6.25 때 방공호로 쓰던 곳에 새우젓을 담가 보관했는데 신선하고 곰삭은 맛이 일품이었답니다.

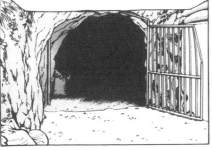

토굴 내부에 햇볕이 들지 않고 내부 온도가 일 년 내내 14~15도를 유지해 주는 데다 가장자리로 물이 조금씩 흐르고 있어서 습도를 적당하게 조절하니까 자연 발효하는 것이지요.

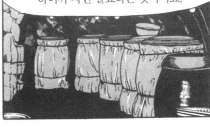

다른 곳에서도 광천 토굴 새우젓을 흉내냈지만 맛에서 따라올 수가 없었다는데 굴만 만들면 뭐 합니까? 광천만큼 적당한 온도, 습도, 바닷바람 등 천혜의 조건이 없는 걸요.

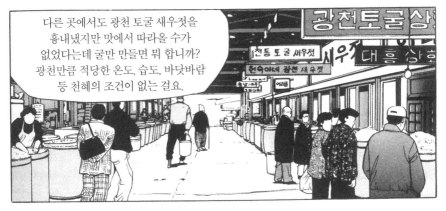

이 아저씨 박사네!

ㅎㅎㅎ. 학위 없는 박사지요.

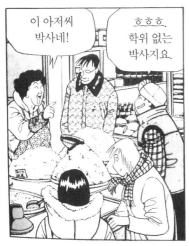

새우젓은 음력 오월에 잡힌 새우로 젓을 담근 오젓, 유월에 잡힌 새우로 담근 육젓, 삼복 지난 후 잡힌 새우로 담근 추젓, 겨울에 잡힌 새우로 담근 백하젓이 있는데, 김장용으로는 새우발이 제일 굵고 살이 많으며 염도가 좋은 육젓이 가장 좋습니다.

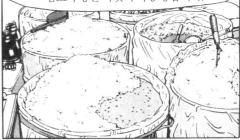

밥상 위 빠질 수 없는 반찬

| 김치 |

한국인의 식탁에서 김치는 빼놓을 수 없는 필수 반찬이다. 밥, 떡국, 국수 등 주식이 달라지면 이에 맞는 반찬들이 바뀔 수는 있다. 하지만 김치는 그 어디에도 빠질 수 없으니, 설사 맞는 반찬이 없어도 김치 한 가지만으로 식사를 할 수 있다.

한국의 김치는 표준 레시피가 없고 지역마다 다 다르지만 다음의 조건을 갖추면 모두 김치라고 부른다.

첫째, 김치의 주재료는 배추와 무이지만 그 외 갓, 쪽파, 오이, 부추와 같은 야채들을 사용하기도 한다.

둘째, 양념으로는 고추, 파, 마늘, 생강 등이 쓰이며 여기에 새우젓, 멸치젓, 황석어젓 등을 써서 간을 맞춘다. 부가적으로 해산물로는 굴, 동태, 낙지, 생새우 등을, 육류로는 소고기를 삶아서 넣기도 한다. 이와 같은 재료들은 김치를 담글 때 한꺼번에 쓰이는 것이 아니라, 개인의 취향과 가정의 전통 또는 지방과 세시절기에 따라 선택하는 재료가 달라진다. 그렇기 때문에 전통적으로 수백 종의 김치가 한국인의 식생활에 제공되어왔다.

셋째, 채소와 기타 양념에 해당하는 재료들을 혼합하여 적당히 간을 한 후 밀폐된 독이나 용기에 담아서 일정 기간 숙성시키는 공통적인 과정을 거친다. 그래서 김치는 대표적인 발효 식품이다. 세계 어느 나라 음식에도 이처럼 여러 가지 채소를 혼합하여 발효시키는 경우가 없다.

가정마다 조금씩 다른 김치가 존재하듯이 지역에 따라 다른 향토 김치도 존재했다. 북부지방은 기온이 대체로 낮다 보니 고추 양념을 많이 쓰지 않고 젓갈도 적게 사용하여 심심하면서도 시원한 김치를 선호하였다. 서울을 중심으로 한 중부지방에서는 북부지방에 비해 양념을 더 쓰고 젓갈도 새우젓이나 조기젓을 주로 사용하였고 김칫국물을 자박하게 부어서 고춧가루를 적당히 푼 김치를 애용하였다. 중부 이남은 온도가 높기 때문에 김치를 시지 않게 오랜 기간 저장하려면 소금의 양이나 젓갈과 고춧가루를 많이 사용하여 양념이 강한 김치를 담가야 했다. 전라남북도 김치는 주로 멸치 젓갈을 사용하며 밥을 당화시켜서 김치에 단맛을 내었다. 경상남북도에서는 갈치속젓과 멸치젓을 사용해서 짭짤하게 김치를 담갔다.

이제 김치의 주재료들에 대해 알아보자.

배추는 네 장의 꽃잎이 십자 모양으로 피는 십자화과 식물이다. 양배추, 브로콜리, 케일, 겨자, 무, 순무 등이 여기에 속한다. 이들은 모두 항암 효과가 있다고 알려져 있어, 김치를 먹지 않는 미국에서는 십자화과 채소들의 성분을 모아 알약으로 팔고 있다. 한때 우리나라에서 재배하는 채소 중에 가장 많은 것이 배추, 무였다고 하는데 이는 우리나라의 암 환자들이 적은 이유 중에 하나였을 것이다. 90퍼센트 이상이 수분이기 때문에 열이 나면서 입이 마르거나 소변이 잘 나오지 않을 때 즙을 내어 마시면 좋다. 섬유질이 많이 들어 있어 대소변을 잘 보게 하기 때문에 독을 해소할 수 있다. 배추는 서늘한 기후를 좋아하기 때문에 찬 성질이 있다고 볼 수 있다. 배가 찬 사람이 먹을 경우에는 배가 아플 수 있는데 이때는 생강과 함께 먹으면 좋다.

무의 학명은 Raphanus sativus이다. 여기서 'raphanus'는 빠르게 자란다는 뜻인데 허균이 집필한《한정록》의 '무는 달마다 파종하고 달마다 먹을 수 있다'와 같은 뜻일 것이다. 무는 생긴 모양대로 아래로 내려가는 기운下氣이 강하기 때문에 음식물도 아래로 내리는 힘이 강해서 소화 효소인 디아스타아제가 많다. 따라서 변비에 좋고 담 결석이나 요로 결석에도 효과가 있다. 의사들은 대장암에 좋은 것은 간암과 식도암에도 좋은 것으로 여긴다. 추운 계절을 좋아하기 때문에 찬 성질을 가지고 있지만 익혀서 먹거나 발효시켜 먹으면 찬 성질이 없어진다. 무청은 무에 비해 상대적으로 햇빛을 보고 자라기 때문에 영양가도 많고 그 성질이 차지 않다. 오랫동안 햇빛에 말리는 것도 영향이 있을 것이다.

갓 역시 십자화과 식물이다. 그러나 다른 채소들과 달리 높은 온도를 좋아하는 호광성好光性이 강하기 때문에 그 성질은 따뜻하다. 창양*이나 눈병, 치질, 대변 하혈과 같은 염증성 질환이 있다면 삼가는 것이 좋다. 일부 암에 있어서도 그럴 수 있다. 갓의 씨앗으로 만든 것이 겨자다.

쪽파는 파와 양파를 교잡친으로 한 잡종 기원의 재배 식물이다. 노새가 새끼를 낳을 수 없듯이 쪽파 역시 씨로는 번식을 할 수 없고 포기를 나눠 심음으로써 번식을 할 수 있다. 번식이 쉬운 편이라 일반 농가에서도 많이 재배했는데 요즘엔 유통도 잘 되고 있다. 파와 양파의 성질이 두루 들어 있으나 파의 성질이 더 크다.

추우면 옷을 입는다. 많이 추우면 옷을 더 두텁게 입는다. 오이 역시 마찬가지다. 더운 여름에 나지만 껍질이 두꺼운 것을 보면 그 성질이 차다는 것을 알 수 있다. 원산지 역시 히말라야 산록이다. 오이가 이처럼 차기 때문에 소를 박는 재료로는 마늘이나 부추를 썼다. 오이소박이는 손님이 오실 때 내놓는 특별한 김치였다.

부추는 온대 지방이나 열대 지방에서 잘 자란다. 중국에서는 기양초起陽草로 불렸고 정력이 좋아진다고 하여 많이 먹었다. 우리나라에서도 경상도에서는 이른 봄에 눈을 뚫고 올라오는 부추, 즉 아시 정구지를 사위에게 주는 풍습이 있었다.

● 瘡瘍, 피부에 생기는 온갖 부스럼

〈조선일보〉사설을 쓰셨던 이규태 선생은 약이 되라는 생각으로 넣는 것이 양념藥念이라고 했다. 그러므로 양념을 잘 쓰면 우리 음식이 전부 약이 되는 것藥食同原이고 단일 양념만을 꾸준히 먹으면 '건강식품'이 되는 것이다.

■마늘 : 1990년 미국 국립 암 연구소NCI에서 식물성 식품의 항암 성분을 연구하는 프로젝트가 있었다. 이름하여 '디자이너 푸드 프로그램'인데 현재까지 48종이 정리되었다. 이 48종을 피라미드식의 3단계로 정렬하였는데 그중 1등이 마늘이다. 또한 마늘은 1999년 〈뉴욕타임스〉에서 '천 년의 최고 식물'로 뽑혔으며 시사 주간지 〈타임〉에선 '세계 10대 건강식품'의 하나로 선정된 바 있다. 단군신화에도 등장하는 마늘(산마늘이나 달래로 추정)은 아마도 우리 민족이 한반도로 들어올 때 가지고 왔을 확률이 높다. 맛이 매우 맵기 때문에 막힌 기운을 뚫어주고 따뜻해서 추위를 이기게 해준다. 이는 알리신의 작용이기도 한데 심장에서 말초까지 혈액순환을 잘 되게 하여 온몸을 따뜻하게 해준다는 뜻이다. 상체에서 혈액이 100미터당 20초의 속도로 순환된다면 허리 아래 하체에서는 100미터 당 40초의 속도로 순환된다. 땅 속에서 크는 마늘은 아래로 작용하는 기운下氣이 강하다. 때문에 발이 찰 때 효과를 볼 수 있다. 게르마늄이나 셀레늄이 많이 들어 있어 암에도 좋은 효과가 있다. 러시아에서는 페니실린 대용으로 마늘을 썼다고 하는데 마늘을 꾸준히 먹으면 만성 염증이 없어지는 것도 암을 예방하는 데 한

몫할 것으로 생각한다.

■ 생강 : 디자이너 푸드 프로그램 3단계 중 역시 가장 상층부에 있다. 생강의 원산지인 인도에서는 생강을 '신이 내린 치료의 선물'로 생각한다. 마늘과 같이 맵고 따뜻한 성질을 가지고 있는데 영양분을 빨아들이는 뿌리이기 때문에 비위脾胃에 많이 작용한다. '아무리 죽을병에 걸렸어도 곡기穀氣가 있으면 산다'는 말이 있다. 이는 죽을병에 걸려 오늘내일 해도 입맛이 있으면 죽지 않는다는 말이니 소화기가 얼마나 중요한지를 제대로 표현하고 있다. 이시하라 유미 등 전문가들의 말에 따르면, 홍차에 생강을 타서 먹는 단순한 방법으로 여러 가지 병을 고치는 것은 물론 암도 예방할 수 있다고 한다.

■ 고추 : 우리나라 사람들이 좋아하는 양념이다. 고추는 열매가 열리는 채소 중에서 가장 높은 온도와 일조日照를 필요로 한다. 또한 뿌리가 땅속으로 얇게 퍼져 있어 7~8월의 고온 건조기에도 충분한 양의 물이 있어야 한다. 맛이 맵고 그 성질은 열熱한데 이는 캡사이신 때문이다. 이 열한 성질 덕분에 고추는 다이어트에 도움이 되고, 열매를 맺는 생식기도 뜨겁게 할 수 있다. 예전에는 이 매운맛 때문에 위궤양 등 위장에 염증이 생기면서 암으로 발전한다고 생각했다. 그러나 매운 것을 특히 좋아하는 말레이시아, 싱가포르, 인도 등지에서는 위암 발생률이 낮고 한국에서도 역시 고추의 섭취량과

위암의 발생률이 아무런 관계가 없다는 사실이 1990년대에 보고
되었다. 오히려 실험쥐에게는 캡사이신이 헬리코박터의 증식을 억
제하여 위 점막 손상을 억제할 수 있다는 보고가 있다.

■ 후추 : 세계 향신료의 4분의 1을 차지하는 후추는 서양에서는
향신료의 대명사였다. 가격도 비싸 중세에서는 은과 맞먹을 정도
였다. 서양인들은 고기를 많이 먹기 때문에 고기의 부패를 막아주
는 후추는 전쟁을 해서라도 얻어야 할 향신료였다. 콜럼버스가 고
추를 들여왔지만 향신료로써의 고추는 인기가 없었다.

■ 파 : 파는 위로 올라가는 모양이기 때문에 올리는 힘이 강하
다. 태아가 아래로 내려가려고 할 때胎動不安 아무것도 넣지 말고 파
열 뿌리를 달여 하루 이틀 사이에 그 물을 다 마시면 된다. 공부하
는 학생에게 라면을 끓여줄 때도 파를 넉넉히 넣으면 기운이 나서
밤을 지새울 수 있다.

■ 양파 : 파와 달리 둥근 모양을 띠고 있어 옥총玉葱, 구총球葱이라
한다. 안으로 모아주는 힘이 있기 때문에 양파를 잘게 썰어 냄새를
맡으면 잠이 오지 않을 때도 좋고, 머리카락이 떨어지려고 할 때 즙
을 발라주면 붙어 있게 하며 지방을 양파 벗기듯 벗겨낼 수 있으니
고혈압이나 고지혈증에 좋다. 당연히 심장에도 최고의 양념이 된다.
한국식품연구원이 50여 가지의 채소를 분석한 결과 항산화력은 양

파가 마늘보다 떨어지지만, 체내에서는 최고의 항산화력을 발휘한다고 하였다.

■새우젓 : 젓갈은 1986년 유엔대학에서 세계 최고의 영양을 가진 발효 식품으로 인정받았다. 단백질 분해 작용, 풍부한 유산균, 비타민, 무기질, 특유의 맛 등에서 국제적으로 탁월하다는 것이다. 그들은 함유된 소금의 양을 20퍼센트에서 8퍼센트 정도로 낮출 수 있다면 젓갈이 국제적인 식품으로 보급될 수 있을 것으로 봤다. 암 예방은 새우젓이 발효하는 동안 새우 껍질에 존재하는 키틴의 일부가 분해되어 생기는 '키틴올리고당'이 담당한다. 이것이 면역력을 증가시키고 암을 억제하는 것은 물론 암세포의 전이를 방지한다. 암을 초기에 발견하면 그 발생 부위를 제거함으로써 암을 치료할 수 있으나 그렇지 못할 경우에는 암세포가 온몸으로 퍼지게 된다. 온몸으로 퍼진 암은 제거할 수 없기 때문에 항암제를 투여하여 생명을 연장시키는 수밖에 없다. 그렇기 때문에 최근에는 천연 추출물을 통하여 암의 전이를 억제하는 방법에 대해 주로 연구한다. 새우젓에 들어있는 키틴올리고당은 여기에 큰 역할을 한다. 키틴올리고당은 면역에 관여하는 대식세포를 활성화시키고 면역 담당 세포를 강화시켜 암을 극복하게 한다.

키틴에서 화학적으로 아세틸기를 70퍼센트 이상 제거시킨 것을 키토산이라 한다. 키틴은 용매에 녹지 않기 때문에 일반적으로 유기산에 녹여 활용이 가능한 키토산으로 만들어 사용하는 것이다.

이에 대한 실험이 있다. 키토산 올리고당의 분자량에 따른 항암 효과를 연구하기 위해 크기에 따라 분자량 1000~3000, 3000~5000, 5000~1만의 세 그룹으로 나눈 뒤 이들을 각각 6종의 종양 세포가 이식된 쥐에게 매일 투여하였다. 그 결과 중간 크기의 올리고당(3000~5000)이 종양 세포 성장 억제율 74퍼센트로 가장 높은 항암 효과를 나타냈다. 이 연구는 항암 효과에 있어 키토산 올리고당의 크기가 매우 중요하다는 사실을 보여준다. 암 유발에 관여하는 효소인 MMP-2에 대한 키토산 올리고당의 효과에 대한 연구에서도 중간 크기의 올리고당이 MMP-2 유전자 발현을 완전히 억제시켰다. 이와 같이 새우젓에는 키틴올리고당처럼 면역 능력을 활성화시켜주는 기능성 물질이 풍부하게 들어 있다.

항암 기능성 김치

 특수생쥐(Balb/c mouse)에 종양 세포(sacoma-180 cell)를 이식하고 여기에 김치 추출물을 투여하여 암화 촉진 단계에서 형성된 종양의 무게를 관찰한 결과를 보면 다음 표와 같다.

**종양 세포를 이식한 특수 생쥐의 종양 생성에 대한
김치 추출물의 억제 효과**

처리군	종양 무게(g)	억제율(%)
종양 세포 + 대조군	4.32 ± 1.2^{ab}	–
종양 세포 + 메탄올 추출물	3.40 ± 0.8^{ab}	21.3
종양 세포 + 핵산 추출물	3.57 ± 1.5^{ab}	17.4
종양 세포 + MSF	1.98 ± 0.8^{ab}	54.2
종양 세포 + 주스	2.80 ± 1.3^{ab}	35.2

1) MSF는 메탄올 추출 획분이며 주스는 김치를 분쇄하여 얻은 즙의 상등액임.
2) 종양 무게는 평균치+표준 편차이며 서로 다른 알파벳으로 표시된 것들. 통계적으로 유의 차가 있음. ($p < 0.05$)
3) 부산대학교 김치 연구소 자료에서 인용.

 김치 추출물을 투여하지 않는 대조군이 4.32그램을 나타내는 것과 비교할 때, 추출물 투여군 모두에서 종양 생성 억제 효과가 나타났다. 특히 메탄올 추출 획분이 1.98그램을 나타냄으로써 가장 큰 종양 생성 억제 효과(억제율 54.2퍼센트)를 보이고 있다. 그리고 특수 생쥐를 이용한 이 실험에서 앞의 메탄올 추출군은 대조군에 비하여 간 지방질의 과산화도 억제하며 관련 산화 효소의 활성도 억제하였다. 반면에 메탄올 추출물은 항암 관련 물질의 생성과 항암 관련 효소의 활성을 증가시켰다.

한편 발암물질을 복강 주사하여 간암을 유발시킨 흰쥐에게 동결 건조한 배추김치와 깍두기를 사료에 혼합하여 급식시킨 결과도 있다. 이 실험에서 간암의 발생 정도가 배추김치 급식군에서는 50퍼센트, 깍두기군에서는 33퍼센트 정도 간암 생성이 감소되어 이들 두 김치에서 간암 억제 효과가 뚜렷함을 확인하였다.

특히 일반 배추김치의 재료 구성을 조정하여 기능성 김치를 만든 다음, 이 추출물을 생쥐에 이용한 암 전이 억제 실험 결과가 있다. 이 기능성 김치는 최고 49퍼센트의 높은 전이 억제 효과를 보였다. 따라서 김치 재료를 적절히 조정하여 항암 기능성 김치를 만들 수 있는 가능성이 보였다.

이와 같은 김치의 항돌연변이 및 항암성 연구는 김치의 건강 기능성 연구 측면에서 성과를 거두고 있으나 관련 물질이나 생체 내 항암성, 임상적인 확인과 규명이 지속적으로 진행되어야 할 것이다.

최홍식, 《김치 100그램의 행복》, 자유아카데미, 2016

5

메밀

메밀국수

재료	메밀 면, 장국, 쪽파, 고추냉이, 김가루, 무
1	차갑게 씻은 면의 물기를 빼고 그릇에 담는다.
2	잘게 썬 쪽파와 김가루를 올린다.
3	그릇에 장국을 넣고 기호에 맞게 무 간 것과 고추냉이를 곁들인다.

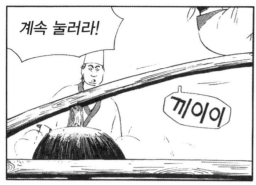

계속 눌러라!

끼이이

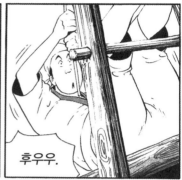

후우우.

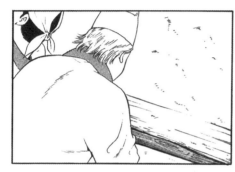

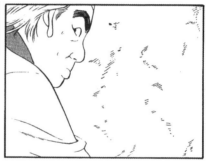

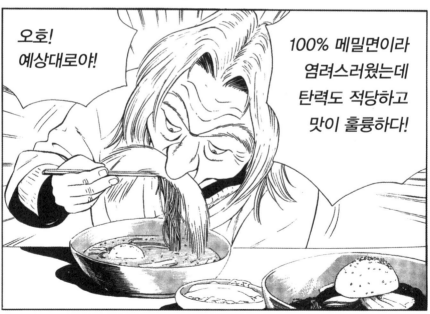

오호!
예상대로야!

100% 메밀면이라
염려스러웠는데
탄력도 적당하고
맛이 훌륭하다!

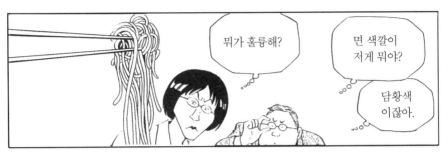

뭐가 훌륭해?

면 색깔이 저게 뭐야?

담황색 이잖아.

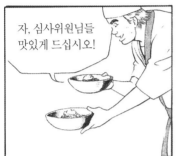

자, 심사위원님들 맛있게 드십시오!

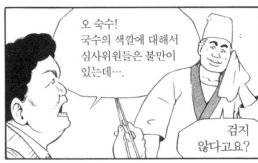

오 숙수! 국수의 색깔에 대해서 심사위원들은 불만이 있는데….

검지 않다고요?

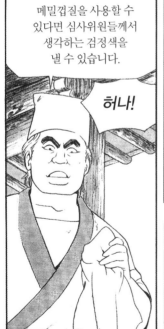

메밀껍질을 사용할 수 있다면 심사위원들께서 생각하는 검정색을 낼 수 있습니다.

허나!

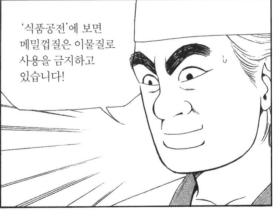

'식품공전'에 보면 메밀껍질은 이물질로 사용을 금지하고 있습니다!

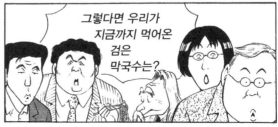

그렇다면 우리가 지금까지 먹어온 검은 막국수는?

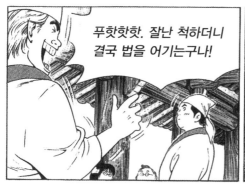

푸핫핫핫. 잘난 척하더니
결국 법을 어기는구나!

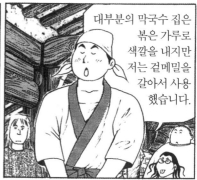

대부분의 막국수 집은
볶은 가루로
색깔을 내지만
저는 겉메밀을
갈아서 사용
했습니다.

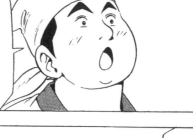

판매 목적으로 메밀을
가공할 때는 껍질을 완벽하게
제거해야 하지만 개인이
식용 목적으로 메밀을
제분한다면 껍질을 사용한들
무슨 문제입니까?

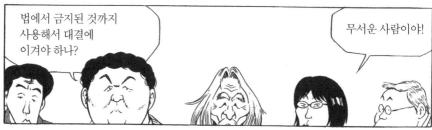

법에서 금지된 것까지
사용해서 대결에
이겨야 하나?

무서운 사람이야!

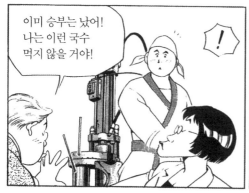

이미 승부는 났어!
나는 이런 국수
먹지 않을 거야!

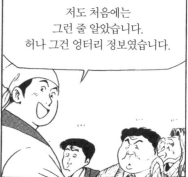

저도 처음에는
그런 줄 알았습니다.
허나 그건 엉터리 정보였습니다.

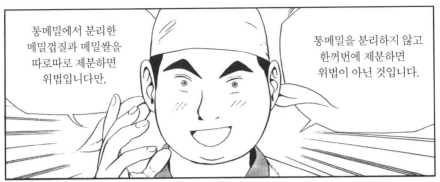

통메밀에서 분리한
메밀껍질과 메밀쌀을
따로따로 제분하면
위법입니다만,

통메밀을 분리하지 않고
한꺼번에 제분하면
위법이 아닌 것입니다.

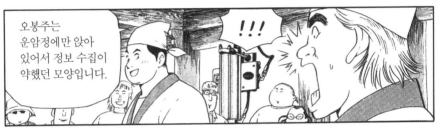

오봉주는
운암정에만 앉아
있어서 정보 수집이
약했던 모양입니다.

!!!

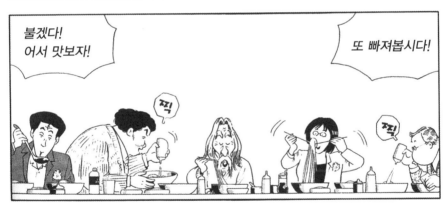

불겠다!
어서 맛보자!

또 빠져봅시다!

찍

찍

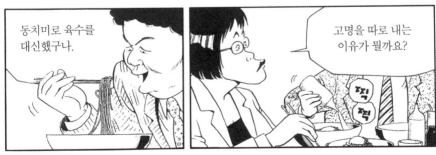

동치미로 육수를
대신했구나.

고명을 따로 내는
이유가 뭘까요?

찍
찍

오방지영물

| 메밀 |

《동의보감》에 메밀은 "성질이 평平하고 차며寒, 맛은 달고 독이 없다. 장과 위를 튼튼하게 하며 기력을 더해준다. 비록 여러 가지 병을 생기게 한다고는 하나, 능히 오장에 있는 찌꺼기와 더러운 것을 정련하고 정精과 신神을 이어준다."고 나와 있다. 김밥을 쌀 때 시금치(초록색), 단무지(노란색), 당근(빨간색), 오이(흰색) 등을 다 넣어야 김(검은색)밥을 제대로 쌀 것같이, 마찬가지로 메밀에도 다섯 가지 색이 모두 들어 있다. 푸른 잎, 빨간 줄기, 노란 뿌리, 흰 꽃, 검은 종자가 그것이니 선조들은 예로부터 메밀을 오방지영물五方之靈物로 여겨 귀하게 생각했다.

■푸른 잎 : 태양에너지를 지구상의 모든 생물이 먹을 수 있는

에너지로 바꾸는 작용을 하는 엽록소가 들어 있다. 잎은 이 엽록소 때문에 푸른색을 띠는 것이다. 그래서 독초만 아니라면 푸른색 잎이 가진 식물은 다 보약이라고 주장하는 학자도 있다. 태양에너지를 인체에 공급하는 엽록소는 어떤 효과가 있을까?

첫째, 세포를 싱싱하게 소생시키고 장기의 기능을 높여주며 조직의 저항력을 증대시킨다. 둘째, 상처의 치료를 빠르게 하고 피부 세포의 증식을 촉진하여 상처를 건조시킨다. 따라서 각종 피부 질환, 궤양, 화상 등에 뛰어난 효과를 발휘한다. 또한 오염된 상처의 악취도 없애준다. 셋째, 엽록소는 적혈구의 혈색소와 유사한 화학 구조를 가지고 있으므로 피를 만드는 데 도움이 되고 적혈구의 생산을 왕성하게 해준다. 그래서 엽록소를 '녹색 피'라고 하는데 엽록소의 중심에는 마그네슘이 있고, 혈색소의 중심에는 철분이 들어 있다는 차이밖에 없다. 넷째, 심장을 강하게 하고 혈관의 탄력성을 높여준다. 다섯째, 체세포 및 조직의 활성을 높여주므로 체내의 병적 미생물의 활동을 약화시킨다. 여섯째, 항알레르기 작용이 있다.

■ 빨간 줄기 : 줄기의 빨간색은 대부분 안토시아닌이라는 색소 때문이다. 안토시아닌은 강력한 항산화 효과로 학계의 주목을 받고 있는 물질이다.

■ 노란 뿌리 : 같은 곳에서 한 가지 작물을 계속 재배하다 보면 지력地力이 떨어진다. 이럴 때 농민들은 화학비료를 쓰는데, 화학비

료를 자주 쓰다 보면 염류가 집적되어 식물 생육에 장애를 주게 된다. 이럴 때 메밀을 심으면 지력도 살아나면서 토양도 개량이 된다. 이런 목적으로 심는 작물을 녹비작물이라고 하는데, 메밀은 대표적인 녹비작물이다.

■흰 꽃 : 메밀의 원산지는 티베트, 네팔에서부터 중국의 운남성에 이르는 지역이다. 이곳은 히말라야 산맥을 끼고 있는 고산지로, 자외선의 해로운 영향을 받기 쉬운 곳이다. 거기서 살아남아 종자를 잘 번식시키기 위해서는 자외선을 막는 물질이 필요했다. 예전에는 그것을 비타민P라고 했는데 지금은 루틴^{rutin}이라는 이름으로 부르고 있다. 이 루틴 성분이 처음 발견된 곳도 메밀꽃이었고 메밀 전초全草 중에서도 제일 많은 루틴이 들어 있는 곳 또한 메밀의 흰 꽃이다.

■검은 종자 : 우리가 먹는 것은 종자이다. 이 종자에는 다음 세대가 살아갈 수 있는 영양분이 모두 들어 있다. 푸른 잎, 붉은 줄기, 노란 뿌리, 흰 꽃의 색이 합쳐진 것이 검은 종자이다.

메밀은 두 가지 종류가 재배된다. 전통적으로 재배되었던 보통 메밀(단 메밀)과 더 높은 고도에서 잘 자라는 쓴 메밀(타타리 메밀)이 그것이다. 이 두 메밀의 가장 큰 차이점은 타가 수정이냐 차가 수정이냐 하는 수정의 방식에 있다. 보통 메밀은 곤충이 함께 살

수 있는 환경이라면, 쓴 메밀은 곤충도 살기가 어려운 히말라야 같은 환경이다 보니 스스로 수정할 수밖에 없다. 당연히 효율 면에서는 단 메밀을 재배해야 하지만 약효를 기대하기 위해서는 쓴 메밀을 재배하는 것이 옳을 것이다. 사실 농민들이 메밀 재배를 꺼리는 가장 큰 이유는 효율에 있다. 같은 땅에 고추를 심어서 200만 원을 받는다면 메밀의 경우에는 30만 원밖에 받을 수 없다. 단 메밀보다 수확량이 1.5~2배 더 많은 쓴 메밀의 효능을 알아보자.

항목	쓴 메밀	보통 메밀	항목	쓴 메밀	보통 메밀
수분(%)	9.5	13.5	칼슘(mg)	17.9	17
단백질(g)	9.7	12.1	철(mg)	3.0	2.8
지질(g)	3.0	3.1	칼륨(mg)	405	410
회분(g)	1.5	1.8	마그네슘(mg)	173	190
탄수화물(g)	73.5	68.5	아연(μg)	2,280	2,400
열량(kcal)	360	363	루틴(mg)	1,400	15
나트륨(mg)	0.2	2.0	퀘르세틴(mg)	3.4	–

위는 농촌진흥청에서 쓴 메밀과 보통 메밀의 영양 성분(100g 중)의 특성을 비교한 표이다. 이 표에서 보통 메밀보다 많은 쓴 메밀의 영양 성분은 루틴과 퀘르세틴이다. 특히 루틴의 함량은 보통 메밀보다 100배 정도 더 많다. 쓴 메밀의 루틴은 노화된 피부에 작용하여 항당뇨, 암 발생 억제 및 노화 방지 등 세포 활성화 촉진과 관

련된 Sirt1 유전자의 활성도가 크게 증가한 결과를 얻어 천연 의약 신소재 개발의 가능성이 보고되기도 했다. 지금은 우리나라에서도 쓴 메밀을 재배하고 있다.

거뭇거뭇한 메밀면에
폴리페놀의 양이 월등히 많다

만약 한 번에 가능한 한 많은 양의 폴리페놀을 섭취하고 싶다면, 껍질을 포함한 메밀 전체를 원료로 쓰는 메밀면을 먹는 것이 좋다. 껍질에 알맹이보다 많은 폴리페놀이 들어 있다는 보고가 있기 때문이다.

메밀국수를 다 먹으면 메밀을 삶았던 국물도 꼭 마시길 권한다. 그 이유는 메밀에 함유된 루틴이라는 물질이 메밀국수를 삶을 때 물에 녹아나오기 때문이다. 루틴은 비타민C와 더불어 혈관의 탄력을 유지하는 기능을 갖고 있다. 특히 모세혈관을 강화시키기 때문에 내출혈이나 동맥경화 예방에 도움이 된다.

하지만 메밀은 알레르기를 일으키는 물질(알레르겐)의 하나이기 때문에 알레르기의 우려가 있는 사람은 먹지 않는 것이 좋다.

니시노 호요쿠, 《암 억제 식품사전》, 최현숙 옮김, 전나무숲, 2014

6

미나리

미나라전

재료	미나리, 칵테일 새우, 다진 파, 양파, 부침가루, 소금
1	다듬은 미나리와 다진 파, 양파, 칵테일 새우에 부침가루와 물을 조금씩 넣어가며 농도를 맞춘다.
2	필요에 따라 소금이나 부침가루를 가감해 간을 맞춘다.
3	기름을 두른 팬에 부친다.

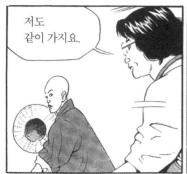

저도
같이 가지요.

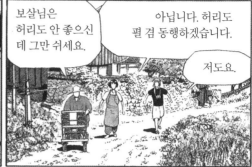

보살님은
허리도 안 좋으신
데 그만 쉬세요.

아닙니다. 허리도
펼 겸 동행하겠습니다.

저도요.

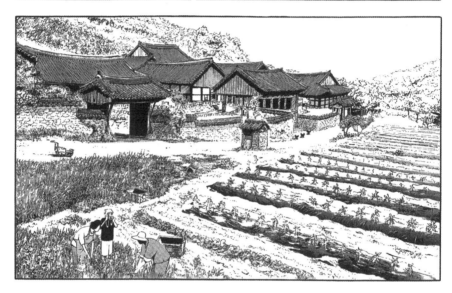

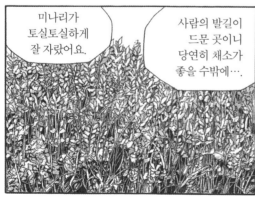

미나리가
토실토실하게
잘 자랐어요.

사람의 발길이
드문 곳이니
당연히 채소가
좋을 수밖에….

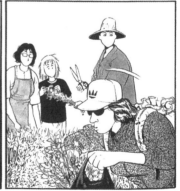

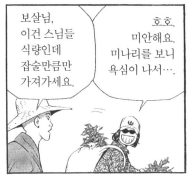

보살님, 이건 스님들 식량인데 잡술만큼만 가져가세요.

호호. 미안해요. 미나리를 보니 욕심이 나서….

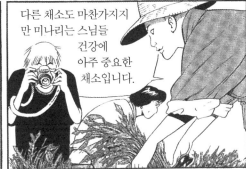

다른 채소도 마찬가지지만 미나리는 스님들 건강에 아주 중요한 채소입니다.

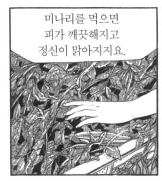

미나리를 먹으면 피가 깨끗해지고 정신이 맑아지지요.

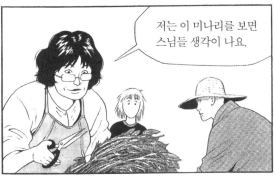

저는 이 미나리를 보면 스님들 생각이 나요.

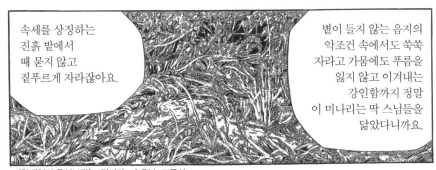

속세를 상징하는 진흙 밭에서 때 묻지 않고 짙푸르게 자라잖아요.

볕이 들지 않는 음지의 악조건 속에서도 쑥쑥 자라고 가뭄에도 푸름을 잃지 않고 이겨내는 강인함까지 정말 이 미나리는 딱 스님들을 닮았다니까요.

* 《현대인의 음식보감》: 김미라·송효남, 교문사.

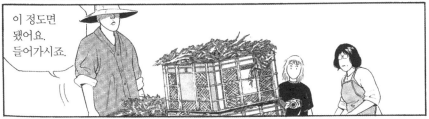

이 정도면 됐어요. 들어가시죠.

독을 풀어주는 식물

| 미나리 |

미나리 나는 데는 항상 물이 있다. 그래서 미나리를 한자로 수근水芹, 혹은 수영水英이라고 한다. 소통할 소疏에 풀초草를 붙이면 채소 소蔬가 된다. 섬유질이 많아서 대변을 소통시켜 준다는 뜻이 들어 있다. 게다가 미나리는 물속에서도 잘 자라기 때문에 수분 대사도 원활하게 시킬 수 있다. 해독을 할 수 있는 세 가지 반응(汗, 吐, 下) 중에서 하下를 책임지고 있는 미나리는 대표적인 해독 먹을거리이다.

먹을 복이 있는 사람은 술에 취하고 나서 미나리즙을 마셨던 경험이 있으리라. 《동의보감》에서도 미나리를 설명하면서 "번갈을 멎게하고, 정신을 길러주며, 정精을 더해주고, 사람을 살찌고 건강하게 하며, 음주 후에 열熱독을 치료하고, 대변과 소변을 나가게 한다. 또

한 여자의 붕루, 대하와 소아가 갑자기 열이 나는 것을 다스린다."고
하였다.

　예전이라면 독이 되는 물질은 술 정도밖에 없었지만 요즘은 독이
넘쳐나는 세상이다. 독이 되는 대표적인 물질들을 한번 알아보자.

　■ 오염된 먹을거리 : 매끼 밥상에 올라오는 쌀, 육류, 생선, 채소
등에는 농약이나 중금속 같은 독이 되는 물질들이 섞여 있기가 쉽
다. 또한 가공식품 등에도 식품첨가물 등이 들어 있다는 것은 상식
이다. 적은 양이라도 우리 몸에 계속 쌓인다면 암과 같은 큰 병이
생길 수 있다.

　■ 약 : 일부 의사들이 인정하고 있듯이 현대 의학의 모든 약은
독이다. 아보 도오루의《약을 끊어야 병이 낫는다》를 참고하라. 당
뇨나 고혈압처럼 오랜 세월 약을 먹어야 하는 환자들은 간 수치가
높다.

　■ 술과 담배 : 술은 아세트 알데하이드라는 독성 물질로 빠르게
바뀐다. 담배 역시 담뱃진이라고 하는 타르와 니코틴, 그리고 두뇌
회전을 둔하게 만드는 일산화탄소를 내뿜는다. 그 외 발암물질 69
종과 방사능 물질까지 방출된다.

　■ 환경호르몬 : 플라스틱, 비닐, 캔 등은 생활의 편리를 위해 제
조되었지만 이 속에는 환경호르몬 물질이 들어 있다. 환경호르몬
의 정식 명칭은 '내분비 교란 물질'인데 몸속에 들어오면 마치 호
르몬처럼 작용하여 정상 호르몬의 작용을 교란시켜버린다. 학습

장애, ADHD(과잉 행동 장애), 자폐증 등을 유발하며 여성에게는 생리전증후군, 다낭성난포증, 불임 등을 초래하고 남성에게는 성 기능 장애, 생식 기능 이상 등이 생길 수 있다.

■스트레스 : 만병의 근원은 스트레스다. 늘 바쁜 일상생활 속에 사는 현대인들은 항상 생각에 생각을 거듭한다. 단순하게 살지 못함으로 인해 스트레스에 시달리게 되고, 이것이 오랫동안 지속되면 몸과 마음에 독으로 작용한다.

현대 의학에서는 미나리의 어떤 성분으로 해독되는지《미나리를 드셔야겠습니다》라는 책을 통하여 알아보자.

■이소람네틴 : 염증 물질을 해독하여 심혈관 질환, 당뇨병 등을 예방하고 암세포를 억제한다. 불필요한 활성산소를 제거하는 항산화 기능도 풍부하다.

■퀘르세틴 : 미나리에서 주목해야 할 성분으로 항산화, 항염, 항암 효과가 뛰어나다. 세포의 산화를 억제하여 암을 예방하며, 콜레스테롤 생성을 낮춰 심혈관 질환을 예방한다. 염증 물질을 몸 밖으로 배출시켜 염증 치유에도 효과적이다.

■캠프페롤 : 노화를 촉진하는 활성산소가 생성되는 것을 억제한다. 신경세포를 보호하고 세포의 염증 유발을 감소시키는 효능이 탁월해 대장암, 유방암, 난소암, 위암, 폐암을 예방한다.

■페르시카린 : 간에 쌓인 노폐물과 독성 물질을 해독해주는 성분이다. 알코올 대사에 관여하여 간을 보호하고 숙취 해소에 도움

을 준다. 혈관에 쌓인 혈전의 생성을 억제하며, 나쁜 콜레스테롤로 알려진 LDL콜레스테롤이 체내에 쌓이는 것을 방지한다.

■ 식이 섬유 : 미나리에는 식이 섬유가 풍부하여 배변 활동을 개선해준다. 식사 후 혈당 상승을 억제하여 당뇨병 치료에 도움을 준다.

■ 니코틴산, 무기질, 비타민A, B1, B2, B6, C : 다양한 종류의 비타민과 칼륨, 인, 마그네슘 등의 무기질을 함유하고 있어 몸의 대사 기능을 높이고 면역력을 향상시킨다. 피로 해소에 탁월한 효과를 보이며 감기 등 크고 작은 질환을 예방한다.

돌미나리의 항암 효과

녹황색 채소 중에서도 미나리는 연중 식용되어 채소로서 비타민 A, B1, B2, C가 풍부하고 알칼리성 식품으로서 칼슘, 인, 철 등의 무기질을 많이 함유하고 있다. 이와 같은 미나리는 민간요법에서 류머티즘, 토사곽란, 숙취, 고혈압, 변비, 연탄가스 중독 등에 이용되고 있으며 돌미나리의 경우 암에도 이용되고 있다. 돌미나리의 추출물이 아플라톡신B1과 4-NQO와 같은 발암제에 의한 돌연변이 유발에서 아주 유의하게 항 돌연변이 효과를 나타냄이 이(李) 등에 의하여 보고되었다. 또한 박(朴) 등은 발암물질, N-methyl-N-nitro-N-nitrosoguanidin(MNNG)에 의한 돌연변이에서 돌미나리 추출물의 강한 항돌연변이 효과 및 위암 세포의 성장을 크게 억제하였음을 보고한 바 있다. 또한 들깻잎에서 분리 동정된 피톨은 항

돌연변이 물질로서 그 효과가 지대하였음이 밝혀진 바 있다. 피톨은 보통 엽록소 내의 에스텔로 존재하는 불포화지방족알코올의 일종으로 비타민E의 제조에도 사용되는 식물성 알코올이다.

피톨과 돌미나리 추출물을 Sarcoma 180 마우스에 주사한 후 적출한 비장 세포 내 T 임파구와 T subset, 그리고 asialo GM1+세포를 정량하여 다음과 같은 결과를 얻었다.

1) 종양 마우스에 피톨을 투여하였을 때 비장 세포 내의 T cell과 T-subset은 종양 세포 이식에 의해서 상승치를 더욱 증가시켰다. 그러나 돌미나리 추출물의 경우는 대동소이하였다.

2) Asialo GM1+세포는 종양 마우스에 피톨이나 돌미나리 추출물을 주사하였을 때 상승하였으며 정상 마우스에 피톨을 투여하였을 때도 대조군에 비해 상승했지만 돌미나리 추출물을 작용시켰을 때는 저하되었다.

3) L3T4+/Lyt-2+의 세포비는 종양 마우스에 피톨을 주사하였을 때 감소를 보였지만 정상 마우스에 투여하였을 때는 더욱 크게 낮아졌다. 그러나 돌미나리 추출물을 정상 마우스에 투여하였을 때는 크게 감소하였던 것이 종양 마우스에 적용시켰을 때는 증가 현상을 보였다.

이상의 결과로 비루어 볼 때 피톨이나 돌미나리 추출물은 종양마우에서 작용자세포인 자연살해세포natural killer cell의 활성인자로서 작용할 가능성이 높은 것으로 사료된다.

김광혁,
〈Phytol과 들미나리추출물이 Sarcoma 180마우스의 T Subset에 미치는 효과〉,
한국식품영양과학회, 1993

7

미역

새우젓 미역국

재료	미역, 참기름, 국간장, 다진 마늘, 새우젓, 양파
1	먹기 좋게 자른 미역에 참기름과 국간장을 넣고 볶는다.
2	물과 양파, 다진 마늘과 새우젓을 넣고 끓인다.

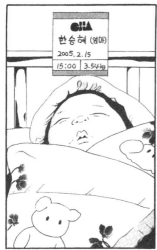

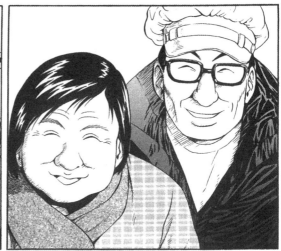

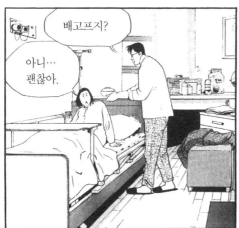

배고프지?

아니…
괜찮아.

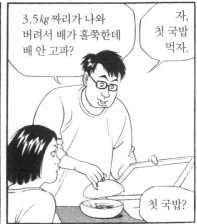

3.5kg짜리가 나와
버려서 배가 홀쭉한데
배 안 고파?

자,
첫 국밥
먹자.

첫 국밥?

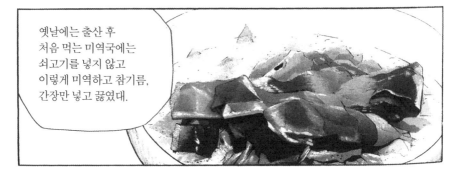

옛날에는 출산 후
처음 먹는 미역국에는
쇠고기를 넣지 않고
이렇게 미역하고 참기름,
간장만 넣고 끓였대.

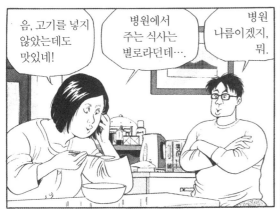

음, 고기를 넣지 않았는데도 맛있네!

병원에서 주는 식사는 별로라던데….

병원 나름이겠지, 뭐.

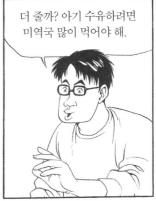

더 줄까? 아기 수유하려면 미역국 많이 먹어야 해.

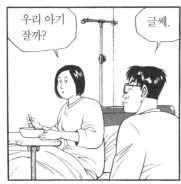

우리 아기 잘까?

글쎄.

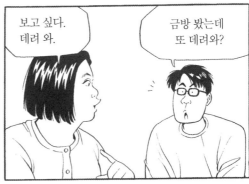

보고 싶다. 데려 와.

금방 봤는데 또 데려와?

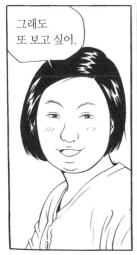

그래도 또 보고 싶어.

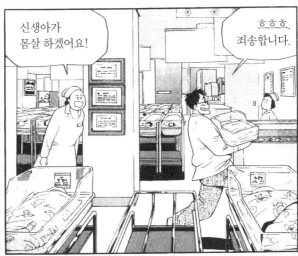

신생아가 몸살 하겠어요!

ㅎㅎㅎ. 죄송합니다.

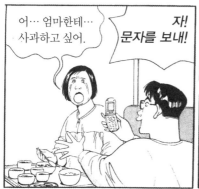

어… 엄마한테… 사과하고 싶어.

자! 문자를 보내!

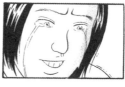

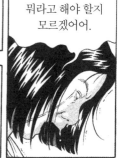

아… 안 돼. 뭐라고 해야 할지 모르겠어어.

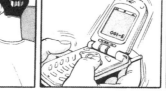

그러면 동영상으로 보내자.

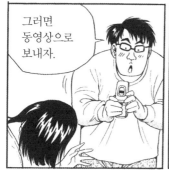

특별하게 소설 쓸 필요 없어! 이렇게 말하면 돼!

엄마, 맛있어요!

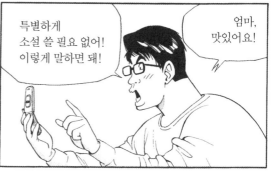

장인 장모님께 잘 전달되게 입 모양을 레디이 아주 크게! 고우!

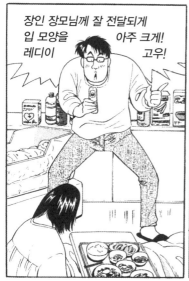

빨리 하라니까! 미역국 맛이 어땠다고?

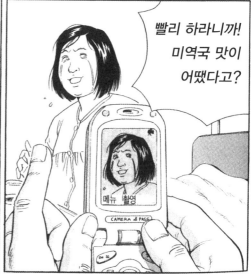

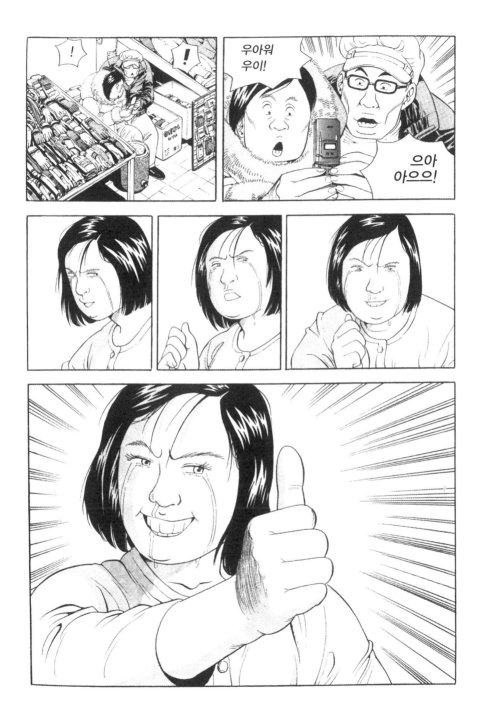

산후조리의 특효약

| 미역 |

《슈퍼 미네랄 요오드》의 저자 이진호, 황성혁은 이렇게 말했다. "출산 후 살이 찌고 붓고 탈모를 동반하는 산후풍 역시 갑상선과 관련된 호르몬 대사가 떨어지기 때문에 발생하는 것이다. 우리나라는 예로부터 산모에게 미역국을 먹게 하였는데, 이걸 보면 우리 조상들이 무척 지혜로웠다는 생각이 든다. 출산을 한 것도 아닌데 몸이 자꾸 붓는다면 다이어드를 하는 것보다 체내 요오드 상태를 점검하고 피로도와 체온을 살펴서 대사를 개선시켜야 한다."

《동의보감》에서는 미역을 곤포昆布라고 하면서 "성은 차고寒 맛은 짜며 독이 없다. 12가지 수종水腫을 치료하고 소변을 나가게 하며, 얼굴이 부은 것을 내리게 한다. 또한 누창*과 영류(혹)와 기운이 몰려 뭉친 것을 치료한다.”고 하였다. 산후에 미역국을 먹는 풍습은 당나라 때의 서적인 《초학기》에서 찾는 것이 확실하다. 여기에서 '고래가 새끼를 낳은 뒤 미역을 뜯어 먹어 산후의 상처를 낫게 하는 것을 보고 고구려 사람들이 산후에 미역국을 먹는다'고 하였다. 이 같은 이유로 중국, 일본과 달리 고구려를 뿌리로 둔 우리나라는 산후에 미역국을 먹는다.

바다에 사는 식물seaweed도 다 태양에너지를 받아야만 살 수 있다. 육지에 사는 식물의 잎은 엽록소의 색깔인 녹색이다. 바다에서도 육지와 가까운 얕은 바다에서는 녹색을 띤 녹조류(파래, 청각)가, 중간 바다에서는 갈색을 띤 갈조류(미역, 다시마)가, 깊은 바다에서는 붉은색을 띤 홍조류(김, 우무가사리)가 산다. 미역을 포함한 일반적인 해조류의 효능은 다음과 같다.

첫째, 해조류에는 미네랄이 풍부하다. 바다에서 증발한 물은 비가 되어 땅으로 떨어진다. 땅으로 떨어진 비는 땅속의 여러 무기화합물을 녹여 바다로 흘러간다. 이 무기화합물을 해조류가 섭취하여 사람들이 섭취할 수 있는 유기화합물로 바꾼다. 때문에 해조류에는 육지의 채소에서 섭취할 수 없는 온갖 미네랄이 풍부하게 들어 있다.

둘째, 섬유질이 많아 변비를 치료한다. 변비는 피부 최대의 적이

● 피부에 잔구멍이 생기어 고름이 나는 부스럼

며 다이어트의 최고 장애물이다. 바다의 채소인 해조류도 변비를 잘 소통시킬 수 있다. 해조류의 섬유소는 육지 채소와 달리 물을 함유하고 있는 섬유질, 즉 '알긴산'이 주류를 이루고 있다. 이 알긴산은 미끈거리고 쉽게 덩어리져 젤^{gel} 상태를 이루는 특성이 있다. 때문에 피부도 촉촉하게 해준다.

셋째, 다이어트에 효과적이다. 알긴산이 대부분인 해조류는 중성 지방이 몸속에 흡수되는 것을 막아 다이어트에 효과적이다. 또한 살을 찌게 하는 탄수화물이 없다 보니 아무리 배불리 먹어도 살찔 걱정이 없다.

넷째, 고혈압을 예방한다. 해조류에 포함된 칼륨 성분은 체내의 나트륨 성분을 소변으로 배설해버린다. 이뇨제가 혈압 약으로도 쓰인다는 사실이 이를 증명해준다.

다섯째, 동맥경화를 예방한다. 해조류에는 미량 원소인 구리^{Cu}가 많이 들어 있다. 구리는 콜레스테롤이 산화되는 것을 막고, 동맥경화에 도움이 되는 효소를 만드는 힘이 있다. 또한 수용성 섬유질인 알긴산은 혈중 콜레스테롤을 낮추면서 혈관의 탄력을 유지, 강화시켜준다.

여섯째, 대장암을 예방한다. 변비의 치료가 대장암 예방과도 연관이 있다는 사실은 앞서 언급했었다. 또한 해조류에는 비타민A의 전구물질인 카로틴이 많이 들어 있다. 카로틴은 세포를 파괴하여 암이나 노화를 촉진하는 활성산소를 억제하는 효소의 활동을 촉진하거나, 신체의 면역 시스템을 강화하는 기능이 있다.

일곱째, 최고의 건강식이다. 이제 하나를 먹더라도 건강에 도움이 되는 먹을거리를 찾는 시대다. 다양한 미네랄과 풍부한 섬유질이 들어 있으면서 비타민A와 비타민B군, 비타민C 등이 풍부한 해조류는 주식과 함께 먹는다면 최고의 건강식임이 분명하다.

특히 미역에 대해 영국의 한 연구팀에서는 다음과 같은 흥미로운 연구 결과를 발표했다. 미역에 뛰어난 항암 효과가 있다는 것이다. 섬유질을 많이 섭취하는 인도인들과 아프리카인들의 대변이 장을 통과하여 배출하는 시간이 약 30시간인데 비하여, 섬유식보다 가공, 정제한 식품을 많이 먹는 미국인이나 영국인들의 대변 통과 시간은 평균 72시간이 소요되며 대변의 양 또한 적다. 이러한 차이가 결국 암을 유발시키는 원인이 된다. 대변은 체내의 노폐물이며 암을 유발하는 물질이 들어 있을 수 있기 때문에 장내에 오래 머무르면 그만큼 인체가 발암물질에 노출되는 시간이 증가한다. 인도인이나 아프리카인들의 대변 배출 시간이 짧은 것은 그들이 다량 섭취하는 섬유질이 발암물질 등을 흡착하여 체외로 빠르게 배출하기 때문인데 바로 미역에 이러한 섬유질이 풍부하게 함유되어 있다. 즉, 미역의 섬유질은 발암물질을 제거하는 데 큰 효능을 가지고 있다. 또한 미역으로부터 추출된 '푸코이단'은 체내의 면역력을 높여 암을 예방한다. 이 물질은 여러 종류의 종양 세포의 성장을 저해하는 것으로 관찰되었으며 최근에는 헬리코박터균이 위와 장에 부착하는 것을 억제한다는 연구 결과도 보고되었다. 특히 '푸코이단'은 암세포의 아폽토시스를 유도하기 때문에 정상 세포에는 전혀 영향을 미치지 않고 암세포만을 스스로 죽게 한다. 또 미역에는 베타카로 틴이 많이 들어 있어 암 발생의 원인이 되는 활성산소를 제거하여 세포의 손상을 차단하고 암세포의 증식을 억제하는 역할을 한다.

미역과 고구마

고구마와 함께 추천하고 싶은 먹을거리는 미역이다. 미역은 중금속을 몰아낼 수 있는 보약이라 할 수 있다. 미역의 가장 중요한 역할은 중금속, 화학물질로부터 인체를 방어해주는 데 있다. 미역의 섬유질은 물에 녹으면 작은 알갱이 형태로 되는데, 이들은 진득진득한 성질을 가지고 있기 때문에 중금속이나 화학물질 하나하나에 달라붙어서 몸 밖으로 배출시키는 작용을 한다. 미역에는 칼슘, 철분 등 각종 미네랄이 풍부하게 들어 있으며, 특히 요오드가 많아 피를 맑게 해준다. 요오드는 갑상선 호르몬의 재료가 되는 물질로 인체에 약 25㎎이 있는데, 요오드가 부족하면 성장과 신진대사가 둔화되기 때문에 쉽게 노화된다. 미역이나 고구마는 체내 독소를 제거하는 데 특별한 먹을거리들이다. 가능하다면 이 두 가지를 끼니때마다 챙겨 먹을 수 있도록 식단을 짜는 것이 좋다. 다시마, 김, 톳, 파래 등의 해초류도 미역과 비슷한 효과가 있으니 다양하게 활용하면 될 것이다. 칼로리도 거의 없으므로 많이 먹어도 살찔 걱정이 없다.

김성호, 《내 몸 살리는 바디버든 디톡스》, 예나루, 2018

8

새싹 채소

새싹 채소 참치비빔밥

재료	새싹 채소, 참치, 고추장, 설탕, 깨, 참기름, 식초
1	고추장과 설탕, 깨, 참기름, 식초를 섞어 양념장을 만든다.
2	그릇에 밥과 양념장을 넣고 참치와 새싹 채소를 올린다.

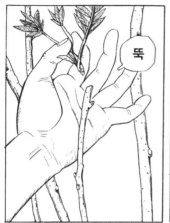

뚝

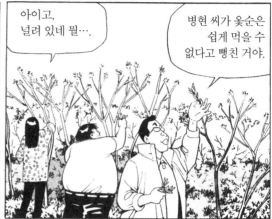

아이고,
널려 있네 뭘….

병현 씨가 옻순은
쉽게 먹을 수
없다고 뻥친 거야.

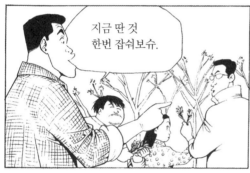

지금 딴 것
한번 잡숴보슈.

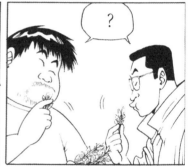

?

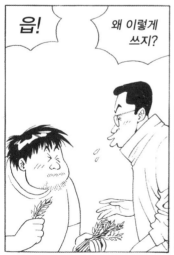

읍!

왜 이렇게
쓰지?

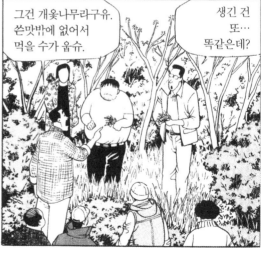

그건 개옻나무라구유.
쓴맛밖에 없어서
먹을 수가 읎슈.

생긴 건
또…
똑같은데?

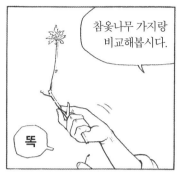
참옻나무 가지랑
비교해봅시다.

똑

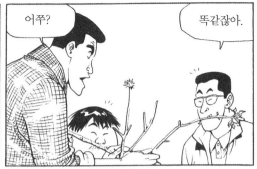
어쭈?

똑같잖아.

껍질 색깔이
참옻나무는
뽀얀 편이고

개옻나무는 약간
검은 편이잖유.

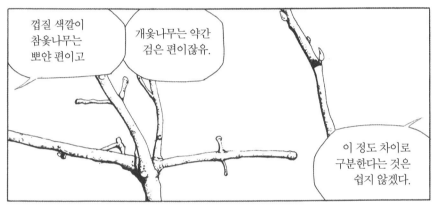

이 정도 차이로
구분한다는 것은
쉽지 않겠다.

우리는 척 보면 참옻과
개옻을 구분할 수 있지만
간혹 헷갈릴 때가 있는데
그때는 먹어보면 알쥬.

맛이
틀리니께.

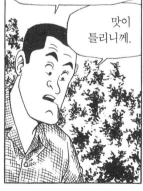

참옻나무순보다
개옻나무순이 더 붉쥬. 순은
자세히 보면 구별이 돼유.

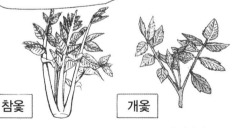

참옻

· 가지가 같이 나와서 밑이
굵다.
· 따면 하얀 진이 나온다.
· 단맛이 난다.

개옻

· 가지가 퍼져 나와서
밑둥이 가늘다.
· 따도 진이 없다.
· 쓴맛이 난다.

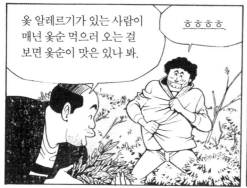

옻 알레르기가 있는 사람이 매년 옻순 먹으러 오는 걸 보면 옻순이 맛은 있나 봐.

ㅎㅎㅎㅎ.

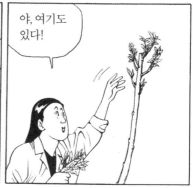

야, 여기도 있다!

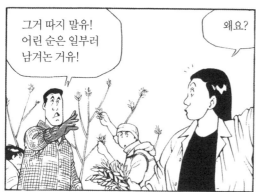

그거 따지 말유! 어린 순은 일부러 남겨논 거유!

왜요?

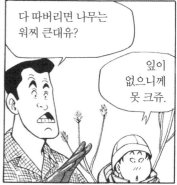

다 따버리면 나무는 워찌 큰대유?

잎이 없으니께 못 크쥬.

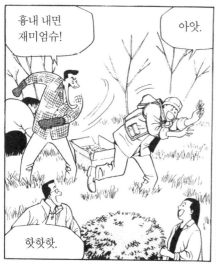

흉내 내면 재미엄슈!

아얏.

핫핫핫.

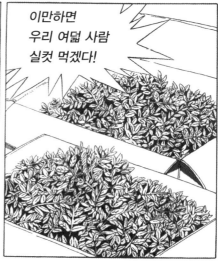

이만하면 우리 여덟 사람 실컷 먹겠다!

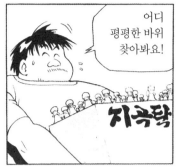

어디 평평한 바위 찾아봐요!

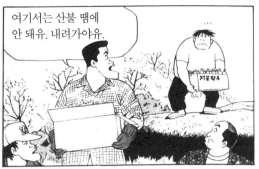

여기서는 산불 땜에 안 돼유. 내려가야유.

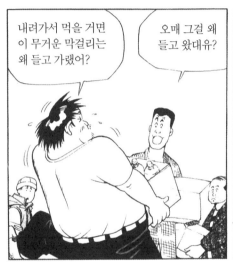

내려가서 먹을 거면 이 무거운 막걸리는 왜 들고 가랬어?

오매 그걸 왜 들고 왔대유?

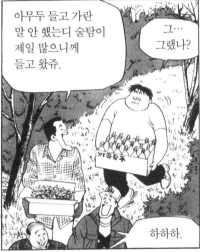

아무두 들고 가란 말 안 했는디 술탐이 제일 많으니께 들고 왔쥬.

그… 그랬나?

하하하.

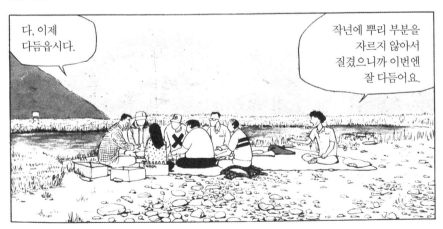

다, 이제 다듬읍시다.

작년에 뿌리 부분을 자르지 않아서 질겼으니까 이번엔 잘 다듬어요.

성장 에너지를 품은 채소

| 새싹 채소 |

새싹 채소는 겉모습을 기준으로 하면 크게 세 종류로 나눌 수 있다.

첫째, 무싹계 새싹 채소이다. 브로콜리, 겨자, 크레스, 메밀 등이 여기에 속하는데 우선 암실暗室에서 발아시켜 줄기를 키우고 그 후 온실에서 빛을 쪼여 녹화綠化시키는 깃이 특징이다. 재배 일수는 7~10일 정도 걸리고 새싹 채소 중에서도 재배 기간이 긴 편이다. 아삭아삭한 씹는 맛이 있어 샐러드 등 생식에 적합하다.

둘째, 콩나물로 대표되는 콩나물계 새싹 채소가 있다. 숙주나물, 콩나물, 알팔파 등이 여기에 속하는데 녹화하지 않는 것이 특징이다. 콩과로 분류되는 것이 많고 대부분은 가열 요리에 이용된다.

셋째, 이 두 가지 성질의 중간에 속하는 것이 있는데 초록 콩나물과 브로콜리 슈퍼 새싹이다. 발아는 콩나물처럼 암실에서 하고, 3일째 잎이 열리면 빛을 쪼여 녹화시키고 곧바로 수확한다. 형상은 알팔파를 약간 녹화시킨 느낌이다. 미국에서는 샐러드 등으로 사용하고 있지만 콩나물의 특징도 있으므로 스프에 넣는 등 가열 요리에도 이용된다.

이 브로콜리 슈퍼 새싹 채소가 주목받기 시작한 것은 미국 존스홉킨스대학의 교수인 폴 텔러레이Paul Talalay 박사의 공이 크다. 그는 1997년 미국에서 개최된 질병 예방을 위한 기능성 식품을 주제로 한 국제회의에서 브로콜리에는 유황 화합물이 많이 들어 있어 이것이 체내로 들어오면 '설포라펜'이라는 물질로 변화하여 우수한 암 예방 효과를 낸다고 발표했다. 매사추세츠공과대학MIT 학생 시절부터 암 연구에 몰두해온 박사는 20년 이상의 기초 연구를 통해 채소에 함유된 성분에 '체내의 해독 효소를 활성화하는 작용'이 있다는 것을 발견하였다. 그래서 1992년부터는 배추과 채소를 중점적으로 연구했다. 배추과 채소에는 브로콜리 외에 양배추, 방울다다기양배추, 컬리플라워, 무, 고추냉이 등 많은 종류가 있다. 이러한 채소의 공통점은 독특한 매운맛이나 코를 찌르는 특유의 자극인데 이 기초가 되는 성분이 이소티오시아네이트라 불리는 유황 화합물이다. 우리 몸은 일상에서 다양한 종류의 발암물질에 노출된다. 인체는 이러한 유해 물질을 최대한 무독화하여 체외로 배출하고자 하는데 이러한 작용을 하는 것이 체내에 있는 해독 효소이다. 그리고 그 해독 효소를 가장 강력하게 활성화시키는 것이 브로콜리이다. 엄밀하게 말하면 브로콜리를 먹으면 설포라펜(이소티오시아네이트의 일종)이라는 물질이 생성되는 것인데 이 성분이 해독 효소를 활성화한다는 사실을 탤러레이 박사가 밝혀낸 것이다. 또한 박사는 해독 효소 활성 능력을 각각 조사해보았는데 신선한 브로콜리 새싹은 냉동 브로콜리보다 수치가 높고 특히 특정 씨앗에서의 발아 후 3일째의 새싹은 신선 브로콜리에 비해 그 능력이 20~50배 높다는 것을 확인했다. 왜 새싹이 성숙한 성체보다 영양가가 더 높을까?

《먹어서 암을 막는 새싹채소 건강법》의 저자인 오오사와 도시히코는 이렇게 설명한다. "새싹 채소의 영양가가 높은 이유는 그 발아의 기작(메커니즘)이다. 이미 알고 있듯이 식물의 씨앗이라고 하는 것은 단단한 외피로 쌓여 있고 내부에는 영양 조직인 배유와 배아가 존재한다. 배유는 영양이 듬뿍 담긴 저장고라고 할 수 있고, 배아는 장래 잎이나 줄기, 뿌리, 열매 등으로 성장해나갈 생명의 원기인데 발아할 기회를 기다리면서 오랜 기간 휴면 상태로 있는 것이다. 씨앗은 건조한 상태에서는 발아하지 않지만 물(습기)이나 빛 등의 조건이 갖춰지면 깊은 잠에서 깨어나 서서히 활동하기 시작한다. 이때 배유에 저장된 영양분을 이용하여 발아가 진행한다. 물과 빛을 얻어 신진대사가 활발해진 씨앗은 일단 발아를 시작하면 발아 전 무게의 5~6배에 해당하는 수분을 흡수하여 하나하나의 세포가 크게 부풀어 오른다. 그리고 조직을 발달시키고 외피를 통해 왕성하게 호흡을 한다. 이 사이에 배아에서는 성장을 촉진하는 식물 호르몬이 합성됨과 동시에 씨앗의 신진대사를 촉진하기 위한 여러 가지 효소가 생성된다. 이 식물 호르몬과 효소의 작용으로 작은 싹도 활발하게 세포 분열을 반복하여 양배추로 자라고 쌍떡잎을 열어 새싹(식물체)으로 성장해나간다. 그리고 그 한편으로 잔뿌리를 내어 흙이나 물에서 미네랄 등도 흡수하게 되는 것이다. 보통 식물은 새싹으로 자랄 때 최대의 성장 파워를 발휘하고 그에 따른 에너지도 막대한 양이 된다. 그래서 브로콜리 새싹의 경우도 성장에 필요한 여러 성분이나 활력 성분을 이때 응축하고 있는 것이라고 생각하는 것이다. 발아부터 새싹으로 이행할 때에는 단단한 씨앗이었을 때는 존재하지 않았던 영양 성분이 새로 합성되는 것뿐만 아니라 원래부터 가지고 있던 영양 성분도 증가해나간다."

이외에도 암에 효과가 있는 새싹 채소는 다음과 같다.

■ 무싹 : 매운맛을 내는 이소시아네이트에는 암 예방으로 이어지는 해독, 항산화, 살균 등의 효과가 있고 특히 씹어 먹으면 산소 반응이 활발해져 효과가 높아진다. 또 호르몬의 하나인 멜라토닌의 생성을 촉진하는 작용도 있다. 멜라토닌은 시계 호르몬이라고 불리듯이 체내 시계를 조정하는 중요한 역할을 하고 있어, 부족하면 수면 장애나 체온 변화 등 여러 가지 장애를 일으킨다. 멜라토닌에는 면역력을 높이는 작용도 있어 암의 치료에도 보완적으로 자주 이용되고 있다.

■적양배추 : 줄기가 선명한 적자색인 새싹이다. 맛은 부드러우며 떫은맛이 없으므로 어떤 요리에나 잘 어울리는데 적자색 줄기와 하얀 절단면이 대비되는 아름다움을 살리려면 샐러드나 피자 토핑, 고기 요리 곁들임으로 이용하는 것이 가장 좋다. 유효 성분에는 밀감과 거의 비슷한 양으로 들어 있는 비타민C를 비롯하여 카로틴이나 칼륨 등도 비교적 풍부하게 들어 있다. 비타민U는 위나 십이지장궤양 등을 개선하는 효능을 가지고 있다. 위장약을 먹어도 효과가 없는 사람은 적양배추를 먹는 습관이 효과를 볼지도 모른다.

■크레스 : 크레숑Watercress의 일종으로 톡 쏘는 듯한 매운맛이 특징이다. 히포크라테스도 '신체를 깨끗하게 해준다'고 하여 썼을 정도이니 예로부터 우수한 효과가 알려져 있었다. 크레스에는 영양 성분의 대사나 위액 분비 촉진, 이뇨 작용이나 담즙 분비 촉진, 그리고 적혈구 형성을 도와주는 작용이 있다고 알려져 있다.

■겨자 : 곱슬 청겨자(서양 겨자)의 싹으로 매운 향미가 특징이다. 위에서 말한 크레스와 마찬가지로 재배 역사가 길어 고대 그리스 시대부터 약초나 조미료의 하나로 중요하게 생각했다. 겨자는 습진 등의 피부병에 효과가 있고 장내 유익균의 증식과 활성화, 혈액의 정화 작용을 한다. 식용만이 아니라 신경통이나 화상, 폐렴 등의 염증을 억제하는 약재로 이용되었으며 우리 한의학에서도 요통이나 타박상, 통풍 등의 습포약으로 많이 사용했다.

성숙한 채소보다 항암 성분이 무려 3~4배

무엇보다 새싹 채소가 인기를 끄는 이유는 성숙한 채소보다 항암 성분이 무려 3~4배 더 많이 함유되어 있다는 데 있다. 새싹 채소는 일반적으로 종자를 발아시킨 후 약 일주일 된 채소의 어린 싹을 말한다. 씨앗이 싹을 틔우고 뿌리가 단단히 뻗은 성체가 되기를 준비하는 동안 그 종자 안에는 각종 영양소가 많이 포함되어 있다. 다시 말해 성장하기 위한 에너지가 종자에 풍부하게 내장되어 있다는 얘기다. 이러한 종자의 에너지를 이용하여 틔운 새싹은 성숙한 채소에 비하여 영양 성분이 약 3~4배 정도 많이 함유되어 있으며 종류에 따라서는 수십 배 이상의 차이를 보이기도 한다. 따라서 새싹 채소 섭취 시, 다 자란 채소류들이 가지고 있는 각종 비타민, 무기물 및 생리 활성 물질들을 소량만으로도 충분히 공급받을 수 있다. 어린 새싹에 영양소가 풍부한 것은 암의 발생을 억제하고 치료에 도움을 주는 특정 영양소에 있어서도 마찬가지다.

그 예로 브로콜리에 다량 함유되어 있는 항암 및 면역 활성 작용을 하는 설포라판은 성숙한 브로콜리보다 어린 브로콜리 새싹에 그 함량이 약 40배 이상 많이 들어 있다. 또 다른 메밀 새싹에는 항산화 활성이 높은 플라보노이드 화합물인 루틴이 다량 함유되어 있어 체내의 유해 산소를 제거함으로써 암의 발생과 성장을 억제한다.

박건영, 강경선, 강명희, 강주섭, 김대중,
《암을 이기는 한국인의 음식 54가지》, 연합뉴스, 2013

9

콩

콩국수

재료	두부, 우유, 잣, 오이, 소금, 소면
1	두부와 우유, 잣을 넣고 믹서에 간다.
2	삶은 소면을 두부 간 것에 넣는다.
3	얇게 썬 오이를 올리고 소금으로 간을 한다.

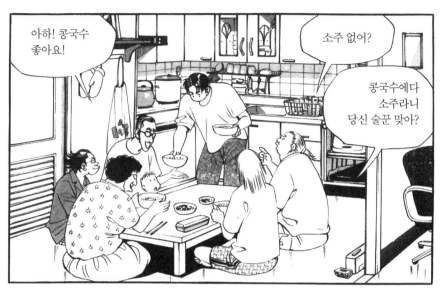

아하! 콩국수 좋아요!

소주 없어?

콩국수에다 소주라니 당신 술꾼 맞아?

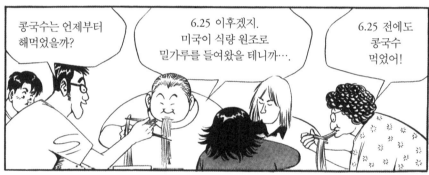

콩국수는 언제부터 해먹었을까?

6.25 이후겠지. 미국이 식량 원조로 밀가루를 들여왔을 테니까….

6.25 전에도 콩국수 먹었어!

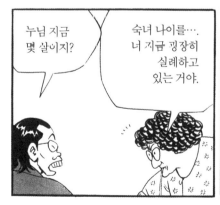

누님 지금 몇 살이지?

숙녀 나이를…. 너 지금 굉장히 실례하고 있는 거야.

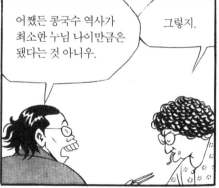

어쨌든 콩국수 역사가 최소한 누님 나이만큼은 됐다는 것 아니우.

그렇지.

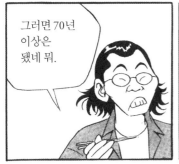

그러면 70년 이상은 됐네 뭐.

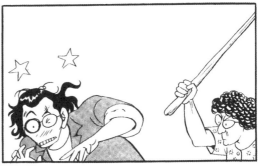

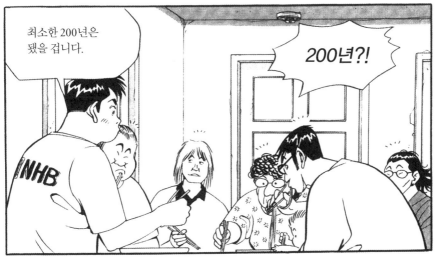

최소한 200년은 됐을 겁니다.

200년?!

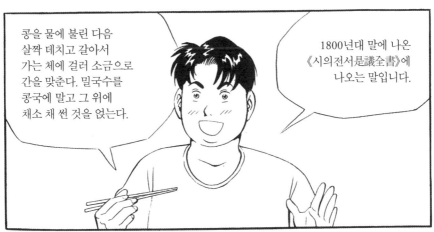

콩을 물에 불린 다음 살짝 데치고 갈아서 가는 체에 걸러 소금으로 간을 맞춘다. 밀국수를 콩국에 말고 그 위에 채소 채 썬 것을 얹는다.

1800년대 말에 나온 《시의전서是議全書》에 나오는 말입니다.

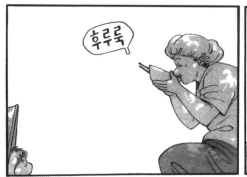

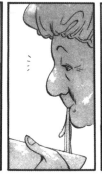

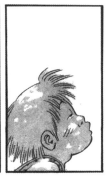

할미,
맘마 맘마.

어린 놈이
잠귀도 밝지.

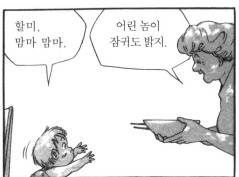

할미가 범석이 몰래
국수 먹다가 들켰네. 아~

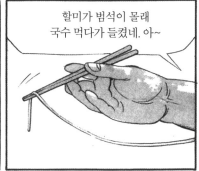

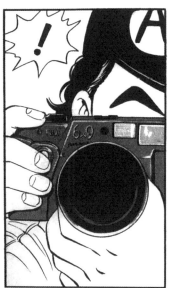

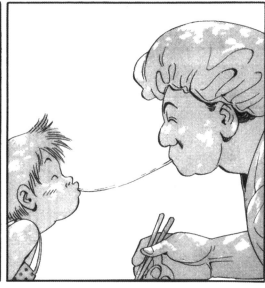

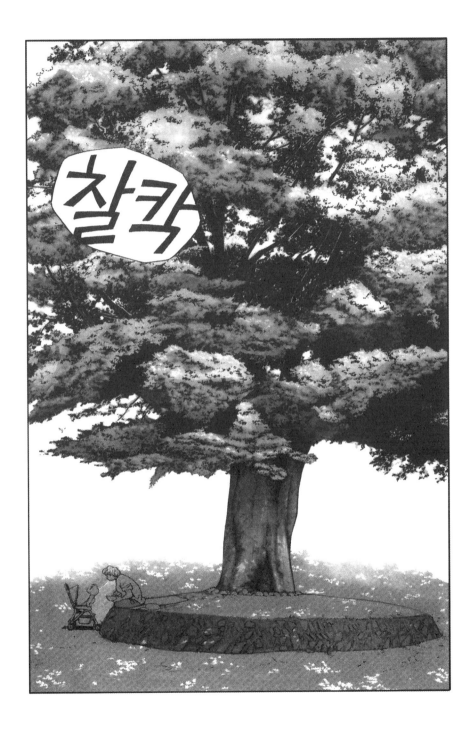

콩국수가
여름철 별미가 된 이유

| 콩 |

더운 여름에 콩국수를 먹는 것은 밀가루로 만든 국수를 먹기 위함이 아니고 콩 물을 먹기 위함이다. 오운육기五運六氣에서 더운 여름은 겨울의 기운인 신腎이 약해지는 계절이다. 당연히 신을 보강하는 콩을 먹어야 건강을 잃지 않는다.

콩은 만주가 원산지인 식물이다. 때문에 우리나라뿐만 아니라 아시아 몇몇 국가에서는 콩을 원료로 한 식품들이 아주 오랜 옛날부터 있어왔다. 반면 서양은 다르다.《플랜트 패러독스》에서도 "콩, 완두, 대두, 렌틸 콩도 비교적 최근에 인간의 식단에 추가된 농작물이다. 식중독은 학교나 회사 식당에서 조리되지 않은 콩을 제공했을 때 대량으로 발생한다. 질병통제본부에 따르면 미국에서 발생하는 식중

독의 20퍼센트는 조리되지 않는 콩에 든 렉틴이 유발한 것이다. 통조림 콩을 먹는 것도 혈압을 높일 수 있다. 캔 내벽에 있는 BPA와 콩에 함유된 렉틴 때문이다. 통조림 콩은 피하는 것이 최선이다. 두부와 청대콩, 발효되지 않는 콩 제품도 마찬가지다."라고 할 정도로 콩 식품에 대한 위험성은 높다.

《동의보감》에서는 콩을 어떻게 이야기할까? "대두는 성질이 평平하고, 맛은 달며, 독이 없다. 오장을 도와주고, 중초의 기운을 더해주며, 12경맥을 보조하고, 중초를 조화시키며, 장과 위를 따뜻하게 한다. 오랫동안 복용하면 사람의 몸무게가 늘어나게 된다. 콩에는 검은 것과 흰 것 두 가지가 있다. 검은 것은 약용으로 쓴다. 흰 것은 약으로 쓰지 않고 단지 식용으로만 쓴다. 여두란 검은콩을 말한다. 신과 관련된 곡식이므로 신의 병에 마땅히 복용한다."

콩에 대해 하나씩 알아보자.

첫째, 대두는 흰콩에 속한다. 그러나 실제로 대두는 노란색이다. 노란색을 띤 음식은 한의학에서 소화기를 좋게 한다고 여겨진다. 소화기는 가운데中에 있기 때문에 콩은 중초中焦의 기운을 더해준다. 또한 소화기가 좋으면 나머지 장기들도 같이 좋아지니 십이경맥도 원활하게 잘 돌아간다.

둘째, 콩은 만주가 원산지다. 서늘한 지역이기 때문에 그 성질은 차야冷 맞다. 그런데 따뜻한 기운이 있다는 것은 콩깍지라고 하는 외투를 입고 있기 때문이다. 현대 과학에서 밝힌 바와 같이 콩은 몸에 있는 유익균에 좋은 올리고당(탄수화물 양의 4분의 1)을 많이 가지고 있다. 콩을 생식하는 사람이 오래 사는 이유도 여기에 있다.

셋째, 몸무게가 늘어난다. 현대 의학에서도 콩은 탄수화물 22~29 퍼센트, 지방 18~22퍼센트, 단백질 20~25퍼센트, 무기질 4.5~5퍼센트로 삼대 영양소가 황금비율로 들어 있다. 그래서 콩만 먹어도 살 수 있고, 원 푸드 다이어트용으로도 인기가 좋다. 콩만 과식하거나 콩과 함께 다른 음식도 같이 먹으면 먹은 양만큼 살이 오르는 것은 당연한 이야기이다.

넷째, 신을 좋게 하는 것은 검은콩만이 아니다. 그러나 검은색은 신을 좋게 하는 색이므로 검은콩이 신에 더 좋다. 신이 하는 일을 알아보자. 첫째, 현대 의학의 신Kidney과 같이 소변을 잘 보게 한다. Kidney는 우리말로 콩팥이다. 콩과 팥은 둘 다 소변을 잘 보게 하기 때문에 이 둘을 묶어 콩팥이라고 한다. 콩 단백질은 고기 단백질에 비해 신에 부담을 주지 않는다. 고기 단백질은 황S 성분 때문에 칼슘이 많이 빠져 나간다고 한다. 둘째, 남녀의 정精을 간직하고 있다. 콩에는 여성 호르몬 유사 물질인 이소플라본이 들어 있다. 때문에 된장 등을 즐겨 먹는 한국인들에겐 갱년기 때 얼굴에 열이 오르는 Hot Flash 현상이 적다. 우리나라처럼 콩을 즐겨 먹는 일본에는 핫 플래시에 싱용하는 딘이도 존재하지 않는다고 한다. 이 사실을 안 서양인들은 이소플라본만을 섭취할 수 있는 알약을 만들어 먹게 되었다. 셋째, 뼈를 튼튼하게 한다. 신은 몸속 가장 깊은 곳에 감추어져藏 있다. 몸에서는 가장 속에 있는 장기이며, 옷으로 가장 먼저 감추는 외음부나 항문 등도 신의 기능이 좋아야 제 역할을 할 수 있다. 밤에 소변 때문에 일어나거나 새벽마다 이유 없이 하는 만성 설사의 경우에도 한의학에서는 신이 약하기 때문으로 생각한다. 넷째, 머리카락을 검게 한다. 젊은이의 머리카락은 색도 검고 힘이 있으며, 나이 든 사람의 머리카락은 희고 힘이 없다. 이 힘의 차이를 한의학에서는 신장 기운의 성쇠盛衰로 표현한다. 검은콩을 먹고 신장이 좋아지면 머리카락도 검어질 뿐 아니라 소변보는 힘도 같이 좋아진다. 다섯째, 뇌가 하는 일부 작용도 신이 하는 일이다. 옛날 사람의 지식으로는 뇌의 기능을 온전하게 설명할 수 없었다. 때문에 총명하거나 기억력이 좋은 것이 신장의 힘이라고 생각했다. 콩에는 레시틴이라는 성분이 많이 들어 있다. 이 레시틴 때문에 머리가 총명해지는데《우리 콩 세계로 나아가다》의 유미경 작가는 콩을 많이 먹는 민족들의 머리가 똑똑하다는 증거로 스위스의 한 대학에서 시행했던 연구 결과를 제시했다. 세계 185개국을 대상으로 GDP와 IQ의 상관관계를 조사한 것이었는데 홍콩, 한국, 일본, 대만, 독일, 중국, 싱가포르 순으로 IQ가 높았다. 머리 두頭 자에 콩 두荳 자가 들어가 있다는 것을 알면 이와 같은 콩의 효능을 쉽게 잊어버리지 않을 것이다.

대두에 관한 논란

수제인 소머스(SS) : 대두에 대해서는 늘 논란이 있어요. 대두가 정말 나쁜가요?

러셀 블레이락(RB) : 대두에 관련된 회사들은 대두가 기적의 식품이라는 식의 기사를 만들어 퍼트리는 데 거액을 쓰고 있습니다. 하지만 대두가 망간의 결정체라는 사실은 사람들에게 알려주지 않아요. 대두를 기본으로 만든 가공식품은 가급적 멀리하세요. 대두로 만들어진 제품은 고밀도의 불소와 글루탄산염 농축액이 들어 있습니다. 유방암이 걸린 동물에게 대두를 먹인 결과 암세포 성장이 빠르게 촉진됐다는 연구 결과도 있습니다. 망간, 불소, 글루탄산염은 뇌에 독소를 제공합니다. 제 신경과학 저널에서도 대두유를 어린이에게 주는 것은 그 안의 망간으로 인해 파킨슨병의 위험에 노출시킬 수 있다고 보고했습니다. 여성들에게 대두는 몸에 좋은 음식이라고 알려졌지만 사실상 망간을 신체에 쌓아두는 행위이며 이는 뇌에 독소를 주입하는 것과 같고 뇌 위축을 일으키는 원인이 된다고 알려져 있습니다.

SS : 정말 아이러니합니다. 대두가 유방암 예방에 좋다는 말을 여성들은 귀가 닳도록 듣거든요. 사람들은 유방암 발병 비율이 낮은 일본 여성의 예를 들며 '유방암 예방에 대두가 해결책입니다'라고 말해요.

RB : 대두는 가장 강력한 아로마타제 촉진제로 알려졌습니다. 아로마타제는 테스토스테론을 에스트로겐으로 전환시켜주는 효소입니다. 유방암은 다수의 아로마타제를 만들어내며 유방암을 유도하는 물질 또한 아로마타제를 촉진하기도 합니다. 칼슘과 마찬가지로 거의 모든 플라보노이드는 아로마타제를 억제합니다. 그러니 플라보노이드가 암을 예방하는 하나의 방법이 될 수 있지요. 반면, 대두는 아로마타제를 엄청나게 증가시키므로 섭취하지 말라고 하는 것이죠. 대두가 위험한 또 다른 이유는 유전자 조작 작물GMO이기 때문입니다. 유전자 변형 식품은 불임을 초래한다는 증거가 속속들이 나오고 있습니다. 그러니 젊은 여성들이 대두를 섭취하게 되면 임신이 힘들어질 수 있습니다. 수많은 식품에 대두가 사용되는 것이 가공식품을 많이 접하는 현대 여성들의 불임이 늘어나는 것과 무관하지 않을 것입니다. 바로 그런 문제들이 있으니 대두 제품을 가급적 피하라는 겁니다.

수제인 소머스, 《혁신적인 치료법으로 암을 고치는 미국 의사들》,
조한경 옮김, 북스타, 2017

10

콩나물

콩나물 겨자 무침

재료	콩나물, 맛살, 오이, 연겨자, 설탕, 소금, 식초, 다진 마늘
1	냄비에 물을 약간만 넣고 콩나물을 약불에 삶는다.
2	연겨자, 설탕, 소금을 넣고 식초를 조금씩 넣어가면서 섞은 다음 다진 마늘을 넣는다.
3	삶은 콩나물과 일정한 크기로 썬 오이와 맛살에 겨자 소스를 넣고 버무린다.

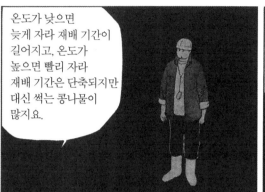

온도가 낮으면
늦게 자라 재배 기간이
길어지고, 온도가
높으면 빨리 자라
재배 기간은 단축되지만
대신 썩는 콩나물이
많지요.

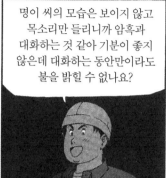

명이 씨의 모습은 보이지 않고
목소리만 들리니까 암흑과
대화하는 것 같아 기분이 좋지
않은데 대화하는 동안만이라도
불을 밝힐 수 없나요?

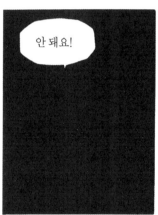

안 돼요!

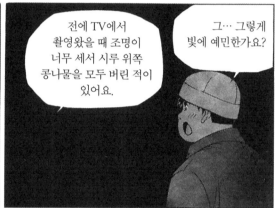

전에 TV에서
촬영왔을 때 조명이
너무 세서 시루 위쪽
콩나물을 모두 버린 적이
있어요.

그… 그렇게
빛에 예민한가요?

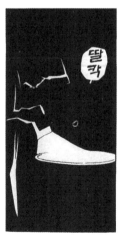

딸
칵

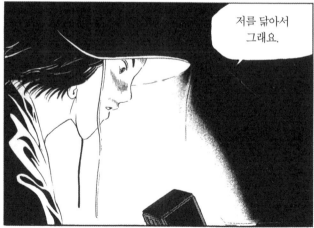

저를 닮아서
그래요.

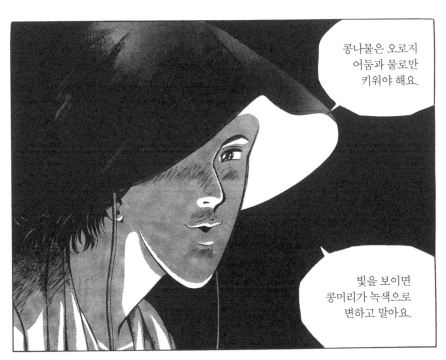

콩나물은 오로지
어둠과 물로만
키워야 해요.

빛을 보이면
콩머리가 녹색으로
변하고 말아요.

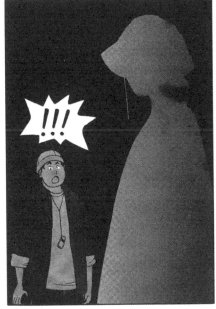

!!!

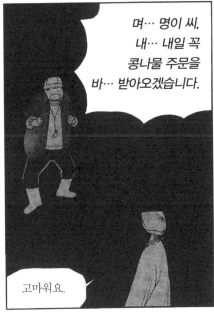

며… 명이 씨,
내… 내일 꼭
콩나물 주문을
바… 받아오겠습니다.

고마워요.

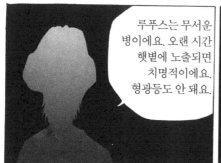

루푸스는 무서운 병이에요. 오랜 시간 햇볕에 노출되면 치명적이에요. 형광등도 안 돼요.

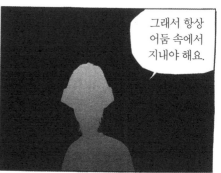

그래서 항상 어둠 속에서 지내야 해요.

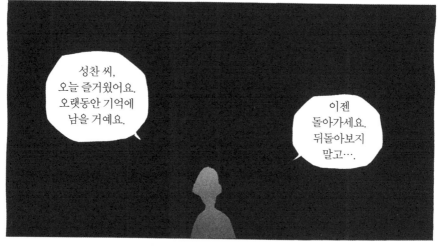

성찬 씨, 오늘 즐거웠어요. 오랫동안 기억에 남을 거예요.

이젠 돌아가세요. 뒤돌아보지 말고….

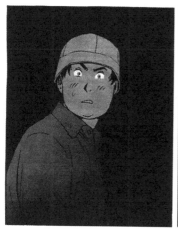

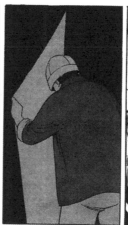

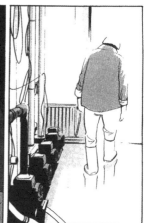

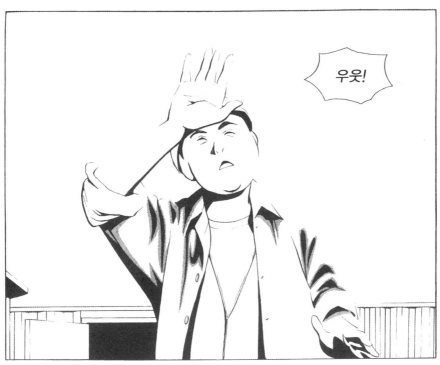

우웃!

저를 닮아서
그래요.

빛을 보이면
콩머리가 녹색으로
변하고 말아요.

제가
병이 있거든요.
공주병.

콩나물 꽃다발!
깔깔깔깔.

나도 저렇게
일하고 싶다….

대추나무는
이 나무 저 나무
싹 내라고 간섭하다가
제일 늦게
싹이 난대요.

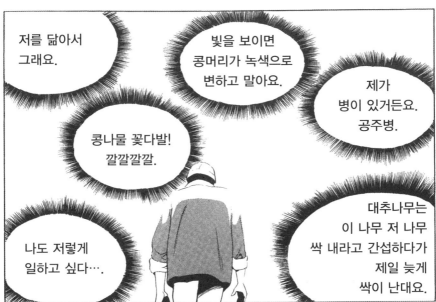

어둠과 물로만 자라는 채소

| 콩나물 |

필자가 《식객》을 보면서 가장 감명을 받았던 부분이 바로 이 대목, '콩나물을 닮은 여인'이다. 그 어떤 한의사나 교수도 콩나물을 이렇게 쉽게 잘 설명할 수 없다는 생각이 들었기 때문이다. 콩나물의 약효를 알아보자.

첫째, 열을 떨어지게 한다. 콩나물은 자라는 도중 한 번도 햇빛陽을 보지 않는다. 항상 그늘陰이나 어둠 속에서 자란다. 그러므로 음의 성질이 강하니 몸의 열을 떨어지게 한다. 콩나물을 닮은 여인도 햇빛을 쐬면 안 되는 병에 걸렸다.

둘째, 항상 물만 먹고 큰다. 그래서 물의 성질이 강하다. 해물탕 식당을 운영하는 지인이 이야기하길 "해물을 넉넉히 넣어야 해물탕의 참맛이 나온다. 거기에 콩나물도 푸지게(넉넉히) 넣어야 시원한 맛이 나온다."고 했다. 소변이 시원하게 나오지 않을 때도 나오게 할 수 있다. 이럴 때는 소금을 치지 않는 것이 좋고 파는 많이 넣는 것이 좋다.

셋째, 콩나물은 빨리 자란다. 콩나물은 물만 먹고 자라도 빨리 큰다. 성장기 어린이에게 좋은 먹을거리이다.

넷째, 콩나물은 간肝에 좋다. 생명 있는 모든 것은 태어나고生 자라며長 변화하고化 거두며收 감추는藏 과정을 거친다. 한의학에서는 이 중에서 태어나는 과정이 봄의 과정이며 이를 간이 주관하고 있다고 한다. 콩나물 역시 콩에서 싹이 난 것이니 간에 좋을 것으로 생각한다.

다섯째, 콩에서 싹이 나면 콩나물이 된다. 싹처럼 막힌 것을 뚫어준다. 《동의보감》에서도 오래된 풍습비˚로 힘줄이 당기고 무릎이 아픈 것을 다스리며, 오장과 위 속에 뭉친 적취˚˚를 없앤다고 하였다.

콩나물과 반대되는 콩나물(일명 초록 콩나물)도 살펴보자. 콩나물이 어둠 속에서 자라는 반면 초록 콩나물은 햇빛을 보고 자란다. 때문에 초록 콩나물은 음의 성질보다는 양의 성질이 더 강하다. 어찌 보면 콩 새싹 채소인 것이다.

초록 콩나물은 콩의 배아가 자라는 과정에서 다이드제인daidzein

● 風濕痺, 요즘의 신경통
●● 積聚, 덩어리

이나 제니스타인genistein 등 이소플라본isoflavones 배당체가 비당체로 변하여 콩 종실보다 5~35배 이상 늘어나기 때문에 흡수량이 그만큼 많아질 수 있다. 즉, 콩보다는 초록 콩나물을 통해서 기능성 성분의 함량을 늘일 수 있다. 초록 콩나물은 각종 비타민이 풍부한 식품으로 비타민C는 열에 약한 편이지만 이소플라본은 고온 살균, 냉동 건조 등에 지장이 없다.

초록 콩나물의 영양 조성과 기능성 성분 중에서 가장 중요시되는 것은 제니스타인이다. 이들은 각종 암을 예방하고 치료할 뿐 아니라 골다공증, 고혈압, 당뇨를 예방하고 치료하는 기능성 물질로서 우리가 먹는 식품 중에는 오직 콩에만 들어 있으며 황색 콩나물이나 콩보다 초록 콩나물에 그 함량이 훨씬 높다. 콩 종실 100그램으로 얻을 수 있는 초록 콩나물의 양은 500그램이다.

콩 종실과 5일생 녹색 영양 콩나물의 이소플라본 함량 비교(㎍/g)

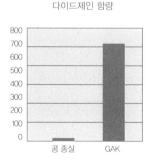

다이드제인 함량

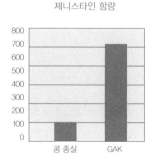

제니스타인 함량

담백하면서도 진한 콩나물국
– 친정 엄마의 훈수

콩나물국은 맹물로 끓여야 해. 육수를 내서 끓이면 본연의 구수한 맛이 국물에 제대로 배어들지 않아 네 맛도 내 맛도 아닌 어중간한 콩나물국이 된단다. 양념과 콩나물의 맛이 한데 어우러지도록 처음부터 모든 재료를 한꺼번에 넣고 뚜껑을 덮은 다음 단시간에 삶듯이 끓이는 것이 포인트야. 소금 간뿐 아니라 다시마, 마늘, 고추 등의 맛이 조화를 이뤄 화학조미료를 첨가하지 않아도 간이 잘 맞지. 끓이는 동안 뚜껑을 열어도 비린 맛이 생길 수 있으니 불에 올리는 순간부터 완성되는 마지막까지 뚜껑을 닫고 요리하는 것이 중요해.

중앙M&B 편집부, 《친정엄마네 레시피》, 중앙M&B, 2011

11

생선

도다리 쑥국

재료	도다리, 쑥, 다진 마늘, 소금, 간장, 맛술, 대파
1	육수에 도다리를 넣고 푹 끓인다.
2	다진 마늘과 맛술을 넣고 소금, 간장으로 간을 한다.
3	대파와 쑥을 넣고 한소끔 끓인다.

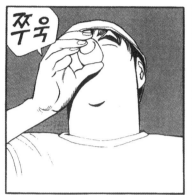

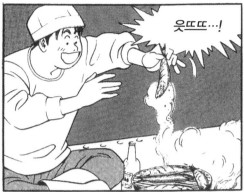

웃뜨뜨…!

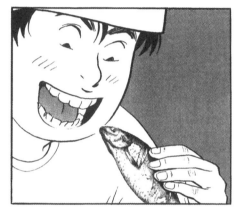

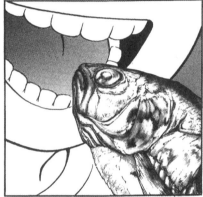

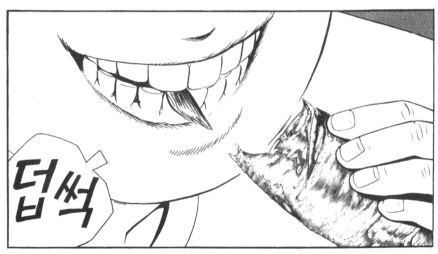

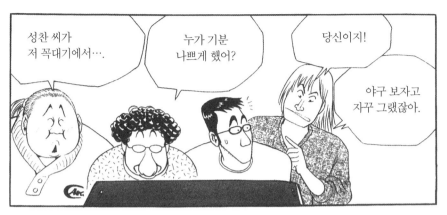

성찬 씨가
저 꼭대기에서….

누가 기분
나쁘게 했어?

당신이지!

야구 보자고
자꾸 그랬잖아.

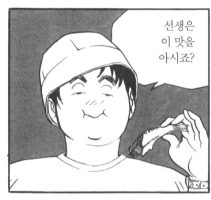

선생은
이 맛을
아시죠?

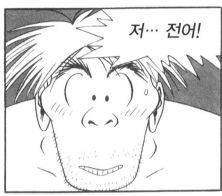

저… 전어!

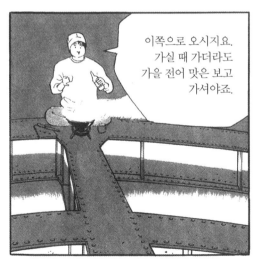

이쪽으로 오시지요.
가실 때 가더라도
가을 전어 맛은 보고
가셔야죠.

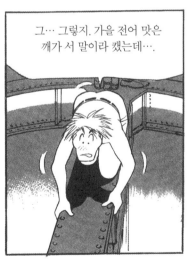

그… 그렇지. 가을 전어 맛은
깨가 서 말이라 캤는데….

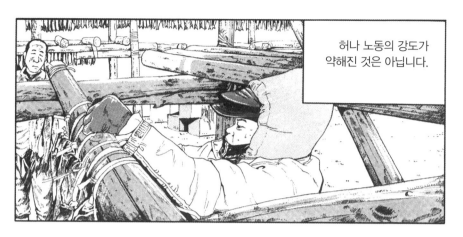

허나 노동의 강도가
약해진 것은 아닙니다.

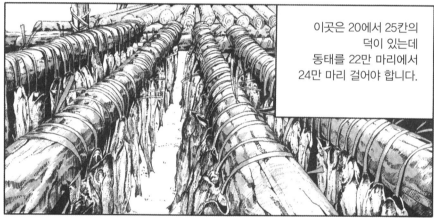

이곳은 20에서 25칸의
덕이 있는데
동태를 22만 마리에서
24만 마리 걸어야 합니다.

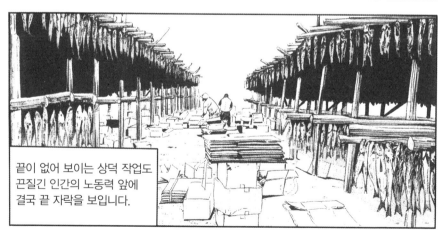

끝이 없어 보이는 상덕 작업도
끈질긴 인간의 노동력 앞에
결국 끝 자락을 보입니다.

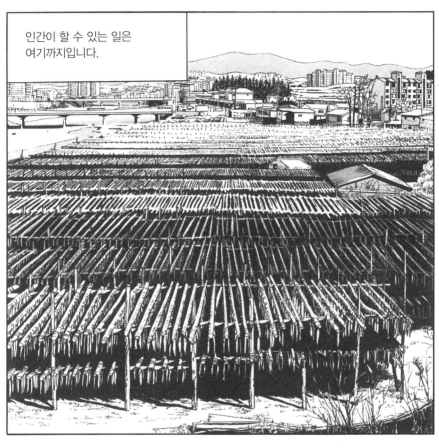

인간이 할 수 있는 일은
여기까지입니다.

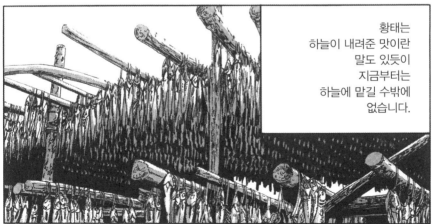

황태는
하늘이 내려준 맛이란
말도 있듯이
지금부터는
하늘에 맡길 수밖에
없습니다.

생선 **123**

어식백세

| 생선 |

　　육식, 채식이라는 말에는 익숙하지만 어식魚食
이라는 말은 생소할 것이다. 흔히 생선 등의 수산물을 육식의 하나
로 여기기 때문인데, 생선은 동물이기는 하나 육지의 동물들과는 다
르다는 점을 간과한 탓이다. 그러므로 생선 등의 수산물을 먹는 것은
어식이라 해야 한다. 초식을 주로 하는 동물의 수명은 30~60년이지
만 육식을 하는 동물은 10~15년밖에 되지 않는다. 반면 물고기를 먹
는 두루미나 학의 수명은 90년, 거북이는 150년 이상을 살고 고래 또
한 70년까지 산다. 최근에는 물속의 미생물이나 해초류를 먹고 사는
조개 중에서 500년이 넘는 것이 발견되어 화제가 되기도 했다. 이것
은 부산대학교 최진호 교수의 저서 《바다음식을 먹으면 오래 산다》
에서도 확인된다.

"이들 장수자들은 생선이나 조개류, 그리고 해조류 등의 섭취 상태가 아주 높다는 사실이다. 이들 수산 식품의 섭취 상태를 비교하여 보면 주 1~3회 이상의 섭취가 우리나라는 86.7%, 일본은 92.4%로 한일 양국이 거의 유사한 경향을 나타내고 있었다."

생선을 계절별, 종류별로 살펴보고 각각의 특징에 대해 알아보자.

봄

■ 도다리 : 원래는 문치가자미가 맞지만 일반적으로 도다리라고 부른다. 광어와 구분하기 위하여 '좌광우도'라고도 하는데 입이 크고 이빨이 있으면 광어, 반대로 입이 작고 이빨이 없으면 도다리로 구분된다. 도다리는 양식이 되지 않아 거의 자연산이다(강도다리 제외). 가자미의 간에는 비타민A가 많으며 살에는 비타민B1, B2, D가 풍부하다. 도다리는 지방은 매우 적어 다이어트 식품으로도 인기가 많다.

■ 대게 : 대게는 단맛을 내는 아미노산과 감칠맛을 지닌 글루타민산, 이노신산 등을 비롯해 필수 아미노산이 풍부하게 함유돼 있어 성장기 어린이나 노약자들에게 최적의 식품이다. 저지방 고단백 식품이기 때문에 단백질 구조상 소화가 잘 되어 '게 먹고 체한 사람 없다'는 말이 전해져온다.

■ 조기 : 다른 생선에 비해 비린내가 거의 없는 데다 지방이 적고 단백질 함량이 높아 영양 보충이나 원기 회복에 최적의 식품이다.

따라서 건강에 좋으며 기운을 북돋워주는 흰 살 생선의 대표 어종인 조기는 살이 부드럽고 맛이 담백하다. 또한 정신을 안정시키고 눈을 밝게 하며 이질*에도 효과가 있다.

■ 바지락 : 한국 사람들이 가장 많이 먹는 조개 중 하나인데 환경 변화에 민감하지 않아 다른 조개가 폐사하는 지역에서도 잘 살아난다. 타우린이라는 성분이 많이 들어 있어 간에 특히 효과적이다. 다른 어패류에는 없는 비타민B 복합체와 코발트, 철분 등 조혈 성분이 들어 있어 상처를 빨리 회복시켜준다.

■ 삼치 : 삼치는 기름기가 많이 함유돼 고소하면서도 부드러운 감칠맛을 내포하고 있다. 가격이 저렴한 데다 건강에 좋은 불포화 지방산을 다량 함유하고 있는 삼치는 동맥경화, 심장병 등 성인병 예방에 탁월하다. 지방이 많이 축적되는 늦겨울과 봄철에 가장 맛이 뛰어나다. 농어목 고등어과 어류 가운데 유일하게 비린내가 거의 나지 않는다.

■ 멍게 : 멍게는 육질이 상큼하고 먹은 후에도 달콤한 맛이 입안을 감도는 향긋한 맛을 가진 미색류의 수산물이다. 해삼, 해파리와 함께 3대 저칼로리 식품에 속하며 해삼, 해파리와는 달리 다량의 글리코겐을 함유, 아미노산의 균형이 뛰어나다. 미량 금속인 바나듐이 들어 있어 당뇨병 개선에 효과를 발휘한다. 항암과 체력 보강, 식욕 증진에도 도움이 된다.

● 변에 곱이 섞여 나오며 뒤가 잦은 증상을 보이는 법정 전염병. 세균성과 원충성으로 구별한다.

■ 병어 : 산란을 앞둔 6월에 잡히는 병어는 많은 영양분을 함유하고 있어 육질의 맛이 가장 좋다. 살이 통통하게 오른 병어는 회로 먹으면 씹을수록 쫄깃하며, 달짝지근한 감칠맛이 우러난다. 또한 흰 살 생선인데도 불포화 지방산인 DHA, EPA가 다량 함유되어 있고, 나이아신(B3)도 많아 동맥경화, 뇌졸중 등 순환기 계통 성인병 예방에 효능이 큰 것으로 알려졌다. 치매 및 당뇨병 예방 그리고 암 발생억제에도 효과가 있다.

■ 성게 : 수산물을 잘 먹지 않는 유럽에서도 즐겨 찾는 성게는 단백질 함량이 해삼보다 많아 '바다의 호르몬'이라 불린다. 예로부터 제주도에서는 산모의 산후조리나 알코올 해독 등 술병을 치유하는 소중한 음식으로 여겨져왔다. 바다에서 생산되는 수산물 중 영양요소가 뛰어난 생물로 꼽히고 있다.

■ 서대 : 넙치(광어)나 조피볼락(우럭)처럼 연중 볼 수 있는 어종이 아니며 그 시기도 매우 짧다. 서대는 수분 함량이 어패류의 평균값보다 높으며 지방 함량이 적어 담백한 맛을 내는 최고의 생선으로 평가받는다. 특히 서대회는 남도에서 맛볼 수 있는 진미로 비린내가 없고 육질이 부드러우며 입 안에서 살살 녹는 담백한 식감이 일품이다.

■ 백합 : 갯벌에 묻혀 있지만 불순물을 뱉는 습성을 지녀 다른 조개류에 비해 흙이나 모래 같은 이물질이 없는 게 특징이다. 껍질의 테로 나이를 알 수 있는데, 보통 5~6년산 백합이 가장 맛이 뛰어나

다. 조개류의 숙취 효과는 많은 사람들이 알 것이다. 그중 백합은 타우린, 베타인, 핵산류와 호박산이 알코올 성분을 분해해 숙취 해소와 간장 보호에 도움을 주는 최적의 식품이다. 또한 백합은 피를 생성하고 음기陰氣를 보충하는 힘이 강해 여성의 하혈에 효과가 있다.

■ 전복 : '조개류의 황제'인 전복은 요즘은 양식이 돼서 누구나 먹을 수 있다. 수컷은 육질이 청홍색이고 육질도 단단해 횟감으로 적합한 반면 암컷은 붉은 색을 띠며 살이 연해 죽이나 찜 등으로 사용한다. 전복에는 타우린이 다량 함유되어 있다. 말리면 오징어처럼 하얀 가루가 생기는데 그것이 타우린이다. 타우린은 담석을 녹이거나 간장의 해독 기능을 강화하고 콜레스테롤 저하와 심장 기능 향상, 시력 회복에 효과가 있다. 또 전복에는 메티오닌과 시스틴 등 함황 아미노산이 풍부해 병을 앓은 뒤 원기와 피로를 회복하는 데 좋다.

가을

■ 오징어 : 7~11월 사이에 잡히며 가장 맛있는 계절은 가을이다. 타우린이 기존 어패류보다 2~3배 더 들어 있어 타우린의 보고로 꼽힌다. 여기에 차세대 웰빙 음식으로 인기를 끌고 있는 '먹물'에는 뮤코다당류 등의 세포를 활성화하는 물질이 함유돼 있어 항암 효과는 물론 방부 작용, 위액 분비를 촉진하는 작용이 있다. 핵산 성분도 다량 함유하고 있어 노화도 방지한다.

■ 연어 : 수산물 중 유일하게 미국 〈타임〉에서 질병 치료와 장수의 지름길로 가는 10대 웰빙 식품으로 뽑혔다. 이는 연어의 맛과 영

양의 우수성이 이미 세계적으로 인정받았다는 것을 의미한다. 연어는 주로 해초를 먹고 살기 때문에 비타민 함량이 풍부하다. 특히 비타민B군이 많아 성장 촉진, 위장 장애 완화에 효과적이며, 다른 생선에 비해 비타민A가 풍부해 눈에 좋고 감기 예방에 좋다. 비타민D는 칼슘의 흡수를 좋게 하고, 비타민E는 피부 건강은 물론 성 기능 유지에도 효과적이다.

■ 새우 : 약방의 감초처럼 수산물 요리에 항상 빠지지 않는 것이 새우다. 새우는 고단백 저지방 고칼슘 식품으로, 아동의 성장 발육이나 다이어트에 효과적이다. 새우는 껍질에 칼슘이 많으므로 국물 요리에 응용하면 칼슘을 유용하게 섭취할 수 있다. 껍질에는 다당류의 일종인 키틴이 들어 있는데 항암 효과가 있다는 것이 밝혀졌다. 가끔 새우를 콜레스테롤이 많다고 꺼리는 사람이 있는데, 인체에 유해할 정도가 아니라는 것이 최근의 정설이다.

■ 전어 : 청어목 청어과에 속한다. 때문에 오메가3 지방산이 듬뿍 들어 있어 순환기 계통의 성인병 예방에 좋으며 당뇨병, 치매, 암예방 등에도 좋다. 다른 생선에 비해 잔뼈가 많아 칼슘 공급원이 되므로 골다공증, 성장기 어린이의 발육 촉진 효과가 있다. 비타민E와 비타민D가 들어 있어 섭취된 칼슘의 흡수율을 향상시키고 노화를 방지한다. 또한 구리, 아연 등의 미량 원소와 비타민B1, B2, B3 등이 들어 있어 피부염과 설염 등에도 효과가 있다.

■ 고등어 : 등 푸른 생선의 대표 주자인 고등어는 영양가는 풍부하고 값이 싸서 '바다의 보리'라고 한다. 여름철 조류에 의한 거센

물살을 헤치고 쉴 새 없이 원거리를 오가는 많은 운동량이 있기 때문에 가을 고등어의 지방 함유량은 다른 어종에 비해 20퍼센트 높다. 그래서 '가을 고등어와 배는 며느리에게 주지 않는다'는 말이 있다. 비타민D는 하루 권장량만큼 들어 있어서 칼슘 흡수율 상승에 따른 골다공증 예방 및 치아 형성에 좋다.

겨울

■ 숭어 : 옛날에는 100가지 생선 중에서 가장 뛰어난 맛을 지녔다고 해서 수어秀魚라고 불렸다. 광어나 우럭보다 육질이 1.7배나 단단하고, 기름이 많아 혀로 느끼는 감칠맛이 뛰어나다. 숭어는 다른 생선에 비해 철분이 많아 조혈 작용이 우수하니 빈혈 예방에 도움이 된다. 숭어의 껍질에는 피부와 점막의 장애를 예방할 수 있고, 어란은 위와 비장을 비롯한 오장을 편안하게 다스리며 장기간 복용하면 몸에 살이 붙고 튼튼해진다.

■ 과메기 : 꽁치를 건조시킨 과메기는 꽁치보다 영양가가 훨씬 더 많다. 핵산과 DHA 그리고 오메가3 등의 지방산이 많아 피부 노화와 체력 저하를 억제해줄 뿐만 아니라 아스파라긴산이 다량 함유돼 숙취 해소에도 최적이다. 일체의 가공 없이 지질 함유량이 생선류 가운데 가장 많이 들어 있는 자연 건강식품이 된 것이다. 비타민A는 쇠고기보다 16배, 칼슘은 4~5배가 많고, 달걀 17개 분량의비타민D가 들어 있다.

■ 꼬막 : 생선이 아닌데도 임금님의 수라상에 올랐던 꼬막은 소

화 및 흡수가 잘되는 고단백 저지방의 알칼리 식품이다. 시력 회복, 당뇨병 예방에 효과적이며, 철분과 아연은 미각 장애 개선에 좋다. 꼬막에 함유된 타우린은 간장의 해독 작용에 좋고, 비타민B12는 빈혈 예방에 효과적이니 조혈 강장제로 자주 먹으면 혈색이 좋아진다. 철분 코발트가 많이 들어 있어 노약자들에게 훌륭한 겨울 별미가 된다.

■ 광어 : 우리나라 양식 생선 중 90퍼센트를 차지하기 때문에 지금은 계절을 가리지 않고 만날 수 있다(예전에는 산란기인 12~2월에만 볼 수 있었다). 단백질과 콜라겐 등 피부 건강에 좋은 영양소가 많이 들어 있어 여성들의 미용식으로도 많이 쓰인다. 자외선에 의한 기미 주근깨도 예방이 된다. 제철 광어에는 아연도 풍부하게 들어 있어 미각 장애, 성장 장애, 남성의 전립선 비대 예방에 좋다.

■ 도루묵 : 겨울철 그물에 그득한 도루묵은 대부분 알이 가득 찬 암컷이다. 여름에는 동해 깊은 곳에서 살다가 겨울철 산란기가 되면 해조류가 무성한 연안으로 몰려들기 때문이다. 도루묵 알의 색은 노랑, 갈색, 녹색 등 다양한데 색깔에 따라 맛과 효능이 달라진다.

오메가3 지방산의 유익한 효과

오메가3 지방산은 서구 사회의 고질적 질병인 심장 질환과 암을 치료하는 효과가 있기 때문에, 이런 지방산을 규칙적으로 섭취하는 식생활은 아무리 강조해도 지나치지 않다. 특히 몇몇 연구들은 오메가3 지방산과 유방암, 전립선암, 결장암의 발병률 사이의 관계를 집중적으로 탐구했다. 오메가3 지방산이 특정 암의 발병률을 줄일 수 있다는 이론은 실험실에서 배양된 종양 세포들과 실험 동물들을 이용해 얻을 수 있다. 예를 들어 오메가6 지방산은 암을 유발할 수 있는 물질로 알려졌지만 실험실에서 관찰된 오메가3 지방산은 반대의 효과를 보였다. 오메가3 지방산은 유방암이나 결장암, 전립선암의 발병을 억제할 뿐만 아니라, 화학요법의 효과를 극대화하는 것으로 나타났다. 이런 작용은 두 종류의 활동과 연관이 있는데, 첫 번째 활동은 염증을 유발하는 미립자들을 감소시키는 것이고, 두 번째 활동은 종양 세포 성장에 필요한 신생 혈관의 형성을 억제하는 것이다. 따라서 고등어나 연어, 정어리 등 오메가3 지방산이 풍부한 음식을 규칙적으로 섭취하는 식생활은 특정 종류의 암이나 심장 질환을 예방할 수 있는 매우 중요한 수단이다. 특히 효과를 극대화하기 위해서는 오메가3 지방산의 섭취와 더불어 동물성 지방이 풍부한 붉은 고기와 같은 음식의 소비는 줄여야 한다. 결론적으로 오메가6 지방산은 암 방어 능력을 떨어뜨리지만 오메가3 지방산은 확실히 강력한 암 예방 속성을 지닌다.

리차드 블리뷰, 데니스 진그래스,
《암을 이기는 11가지 기적의 페스코 밥상》, 한언, 2015

12

청어

청어조림

재료	청어, 무, 양파, 대파, 고추, 액젓, 간장, 고춧가루, 물엿, 다진 마늘, 다진 생강
1	고춧가루와 물엿, 다진 마늘, 다진 생강에 양파, 고추, 대파를 넣고 섞는다.
2	무와 육수, 액젓, 간장을 넣고 센 불에서 20분간 끓인다.
3	청어와 양념, 야채를 넣고 끓인다.

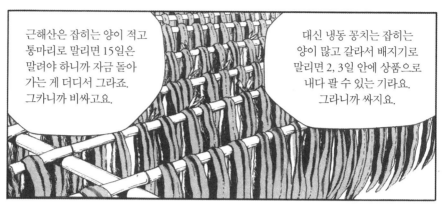

근해산은 잡히는 양이 적고 통마리로 말리면 15일은 말려야 하니까 자금 돌아가는 게 더디서 그라죠. 그카니까 비싸고요.

대신 냉동 꽁치는 잡히는 양이 많고 갈라서 배지기로 말리면 2, 3일 안에 상품으로 내다 팔 수 있는 기라요. 그라니까 싸지요.

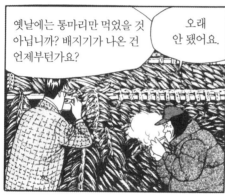

옛날에는 통마리만 먹었을 것 아닙니까? 배지기가 나온 건 언제부턴가요?

오래 안 됐어요.

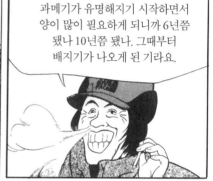

과메기가 유명해지기 시작하면서 양이 많이 필요하게 되니까 6년쯤 됐나 10년쯤 됐나. 그때부터 배지기가 나오게 된 기라요.

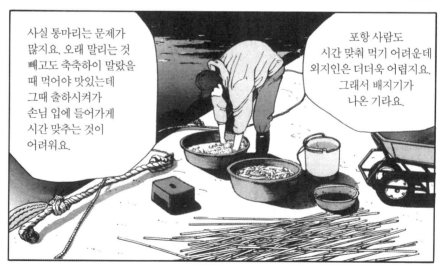

사실 통마리는 문제가 많지요. 오래 말리는 것 빼고도 축축하이 말랐을 때 먹어야 맛있는데 그때 출하시켜가 손님 입에 들어가게 시간 맞추는 것이 어려워요.

포항 사람도 시간 맞춰 먹기 어려운데 외지인은 더더욱 어렵지요. 그래서 배지기가 나온 기라요.

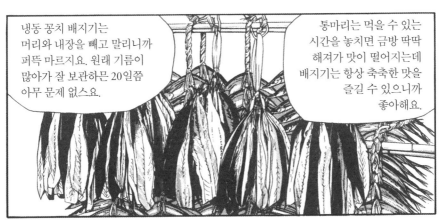

냉동 꽁치 배지기는
머리와 내장을 빼고 말리니까
퍼뜩 마르지요. 원래 기름이
많아가 잘 보관하믄 20일쯤
아무 문제 없으요.

통마리는 먹을 수 있는
시간을 놓치면 금방 딱딱
해져가 맛이 떨어지는데
배지기는 항상 축축한 맛을
즐길 수 있으니까
좋아해요.

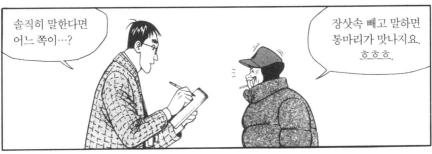

솔직히 말한다면
어느 쪽이…?

장삿속 빼고 말하면
통마리가 맛나지요.
ㅎㅎㅎ.

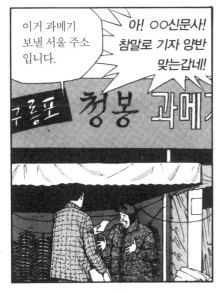

이거 과메기
보낼 서울 주소
입니다.

아! ○○신문사!
참말로 기자 양반
맞는갑네!

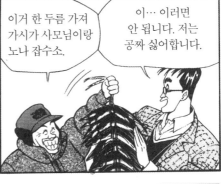

이거 한 두름 가져
가시가 사모님이랑
노나 잡수소.

이… 이러면
안 됩니다. 저는
공짜 싫어합니다.

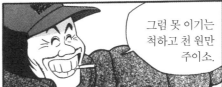

그럼 못 이기는
척하고 천 원만
주이소.

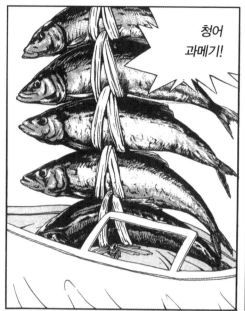

청어
과메기!

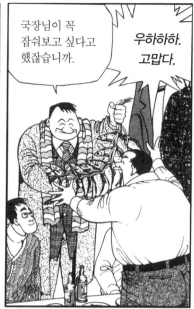

국장님이 꼭
잡숴보고 싶다고
했잖습니까.

우하하하.
고맙다.

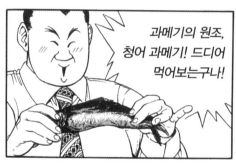

과메기의 원조,
청어 과메기! 드디어
먹어보는구나!

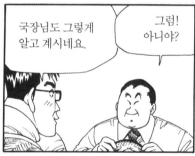

국장님도 그렇게
알고 계시네요.

그럼!
아니야?

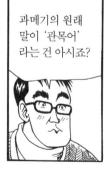

과메기의 원래
말이 '관목어'
라는 건 아시죠?

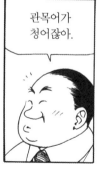

관목어가
청어잖아.

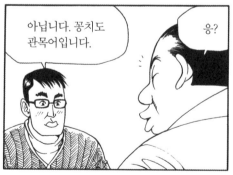

아닙니다. 꽁치도
관목어입니다.

응?

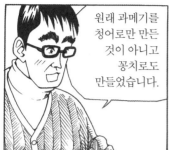

원래 과메기를 청어로만 만든 것이 아니고 꽁치로도 만들었습니다.

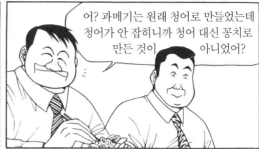

어? 과메기는 원래 청어로 만들었는데 청어가 안 잡히니까 청어 대신 꽁치로 만든 것이 아니었어?

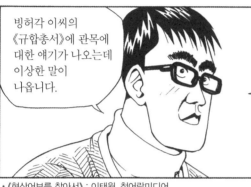

빙허각 이씨의 《규합총서》에 관목에 대한 얘기가 나오는데 이상한 말이 나옵니다.

"비웃(청어) 말린 것을 흔히 관목이라 하는데 이것은 잘못이다. 정작 관목은 비웃을 들고 비추어 보아 두 눈이 서로 통하여 말갛게 마주 비치는 것으로, 이것을 말려 쓰면 그 맛이 기이하니 청어 한 동으로 이 관목 한 마리 얻기가 어려운 것이다."

* 《현산어보를 찾아서》: 이태원, 청어람미디어.

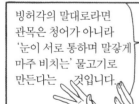

빙허각의 말대로라면 관목은 청어가 아니라 '눈이 서로 통하며 말갛게 마주 비치는' 물고기로 만든다는 것입니다.

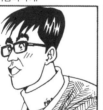

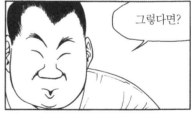

그렇다면?

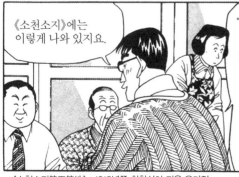

《소천소지》에는 이렇게 나와 있지요.

"동해안 지방에 살던 한 선비가 겨울철 한양으로 과거를 보러 가기 위해 해안가를 걷고 있었다. 민가는 보이지 않고 배는 고파왔다. 해변가를 낀 언덕 위에 나무가 한 그루 있었는데 나뭇가지에 고기 한 마리가 눈이 꿰어 죽어 있었다. 이것을 찢어 먹었더니 너무나 맛이 좋았다. 과거를 보고 내려온 그 선비는 집에서 겨울마다 생선 중 청어나 꽁치를 그 방법대로 말려 먹었다."

* 《소천소지笑天笑地》: 1918년쯤 최창선이 지은 유머집.

오메가3의 보고

| 청어 |

청어는《현산어보》에 "길이는 한 자 남짓하며 몸이 좁고 빛깔이 푸르다. 물에서 오래 떨어져 있으면 대가리가 붉어진다. 맛은 담백하며 국을 끓이거나 구워 먹어도 좋고 어포를 만들어도 좋다. 정월이 되면 알을 낳기 위해 해안을 따라 떼를 지어 회유해 오는데, 이때의 청이 떼는 수억 미리기 대열을 이루어 바다를 덮을 지경이다. 석 달 동안 산란을 마치면 청어 떼는 곧 물러간다."고 하였다. 여기서 '정월이 되면'이란 문구가 중요하다. 음력 정월은 춥다. 추운 바다에 사는 생선에는 오메가3 지방산이 풍부하게 들어 있다.

오메가3의 아버지라고 하는 덴마크의 존 다이아버그는 1970년 레지던트 시절 항상 궁금한 것이 있었다. 이누이트족이 고지방, 고콜레스테롤의 식사를 하면서도 심장병이 잘 생기지 않는다는 점이었다. 그 궁금증을 해결하기 위해 그는 이누이트족의 그린란드로 갔다. 그리고 이누이트족이 코피가 많이 나는 것을 발견했다.

"제 기억으로 이누이트족을 괴롭히는 성가신 코피는 재발하기까지 걸리는 시간보다 멈추는 데 걸리는 시간이 더 길어 보였습니다." 존 다이아버그의 말이다. 이누이트족의 혈액 샘플을 조사한 결과 당시 서구인들의 혈액 응고 시간보다 이누이트족의 혈액 응고 시간이 훨씬 더 많이 걸렸다. 이후 계속된 실험을 통해서 이누이트족에게 오메가3 지방산이 많다는 사실을 발견하게 된다.

오메가3 지방산의 효능을 알아보자.

첫째, 심장 질환이다. 심혈관 질환은 동맥 내벽에 플라크(끈적끈적한 지방, 탄수화물, 그 밖의 다른 끈적끈적한 생화학물질)가 엉켜서 생긴다. 혈관 내피가 인체에서 가장 많은 호르몬을 분비하는 장기라는 것을 알고 있는가? 혈관을 모두 펼쳐서 납작하게 늘어놓으면 테니스장 7개를 합친 것보다도 더 넓다. 이 혈관 내피 세포는 혈압을 낮추고 콜레스테롤의 균형을 잡아주는 약, 신경 전달 물질을 높이는 약, 심장약, 항우울제, 항염증제 등의 성분을 만들어낸다. 플라크가 있게 되면 내피 세포에서 분비되는 여러 약재들이 활동하기가 불편할 것이다. 오메가3 지방산은 혈관 내에서 끈적끈적한 물질을 막아주는 효능이 있나.

내피 세포는 현재까지 알려진 바로는 23개의 생화학물질을 분비

한다. 1998년 노벨 생리의학상을 받은 루이스 이그나로 교수가 연구한 일산화질소NO도 여기서 분비된다. 일산화질소는 혈관 신경 확장약과 같아서 동맥을 넓히는 기능을 한다.

둘째, 두뇌를 똑똑하게 한다. 두뇌의 60퍼센트는 지방이다. 그중 오메가3 지방산이 15~20퍼센트를 차지한다. 연구 결과 혈중 오메가3 지방산 수치가 높을수록 두뇌 테스트 점수가 높았으며, 다발성 경화증과 노인성 시력 감퇴와 같은 다양한 신경 질병을 앓고 있는 사람들은 오메가6 지방산이 많고 오메가3 지방산의 수치가 낮게 나타났다. 오메가3 지방산은 기분 장애, 치매, 아동 장애 등을 개선하는 데 도움을 주는 것으로 밝혀졌다.

셋째, 아이들의 두뇌 장애를 완화한다. 2005년 옥스퍼드대학교의 학자들은 5~12세 사이의 발달성 협응 장애DCD 아동 117명을 연구했다. 여기서 DCD는 ADHD와 ADD와 같은 행동 장애와 학습 장애를 포괄하는 광범위한 분류이다. 이 연구에서 DCD 아동의 절반에게는 오메가3 지방산을 먹이고 나머지는 위약을 복용했다. 그로부터 3개월 후 오메가3 지방산을 복용한 아이들은 읽기와 철자 외우기, 행동이 크게 호전되었다. 반면 위약을 복용한 아이들은 상태가 조금도 개선되지 않았다. 여기서 더 나아가 모든 아동에게 또 다시 오메가3 지방산을 먹였다. 그러자 처음에 위약을 복용했던 아이들도 처음부터 오메가3 지방산을 복용한 아이들과 비슷하게 상태가 호전되었다.

넷째, 염증을 완화한다. 오메가3 지방산은 신체의 모든 조직, 특히 관절의 마모를 줄여준다. 관절 통증에 가장 좋은 것이 오메가3 지방산이다. 걸을 때 무릎 관절이 서로 부딪히는 것처럼 한 표면이 다른 표면과 마찰하거나, 달릴 때 혈액이 동맥 혈관 벽에 부딪히는 경우에는 조직을 보호하고 부드럽게 유지해주는 오메가3 지방산이 필요하다. 오메가3 지방산은 장에도 좋다. 그래서 크론병 같은 염증성 장 질환을 완화하는 데 도움이 된다. 또한 호흡 개선을 돕는다. 알레르기가 있거나 알레르기성 기관지염인 천식을 앓는 아이들과 성인들에게도 오메가3 지방산이 도움이 된다.

다섯째, 체중 감량을 도와준다. 체중 관리 전문 의사들은 다음과 같은 이유로 오메가3 지방산 섭취가 체중 감소에 도움이 된다고 말한다.

- 자연적으로 해산물을 훨씬 많이 섭취하는 해안 지역 거주자들이 내륙으로 이동해 바다가 아니라 땅에서 나는 것을 먹고 살기 시작하면서 뚱뚱해지는 경향을 보였다.

- 혈중 오메가3 지방산 수치가 낮은 사람들은 체질량 지수가 높고 허리 치수가 크며 고혈압에 고혈당, 혈중 콜레스테롤과 트리글리세리드 수치가 높은 대사 증후군 위험이 훨씬 높다.

- 운동과 생선류 섭취를 병행하는 몇몇 체중 감량 프로그램이 체지방을 훨씬 많이 줄여준다.

- 아동 식단을 분석한 여러 연구 결과에 따르면 체질량 지수가 가장 높은 아동은 오메가6 지방산 수치가 가장 높고, 오메가3 지방산 수치가 가장 낮았다.

여섯째, 노화를 늦춘다. 노화를 간단하게 정의하면 끈적이는 물질

(염증)이 조직에 쌓이는 것이다. 그래서 현대 의사들은 노화를 '염증화'라고 정의하기도 한다. 그렇다면 최고의 항염증 영양소는 무엇인가? 두말 할 것도 없이 오메가3 지방산이다. 과메기 외에 생 들기름에도 오메가3 지방산이 풍부하게 들어 있다.

오메가3 지방산은 카켁시아를 막아준다

한편 영국 애스턴대학 연구자들은 암 환자의 절반 정도가 겪는 급격한 체중 감소 증상인 카켁시아cachexia를 치료하는 데 오메가3 지방산을 사용하기 시작했다.

선임 연구자인 마이클 티스테일 박사는 암 사망자의 10~20퍼센트가 카켁시아로 인해 목숨을 잃는다고 보고했다. 두 환자가 같은 형태의 종양을 갖고 있을 때 한 사람은 카켁시아를 겪고 있고 다른 사람은 그렇지 않다면 전자는 후자에 비해 절반에 불과한 기간만 살 수 있다. 티스테일은 이처럼 환자를 쇠약하게 만드는 조건을 치유하는 방법을 찾는다면 많은 암 환자들이 더 나은 삶을 더 오랫동안 누리게 될 것이라고 믿고 있다. 그의 팀은 치료법에 이미 다가가고 있다. 그의 동료 한 사람은 카켁시아를 겪는 환자 몇몇에게 EPA를 투여했는데, 치료를 시작하기 전 그들의 체중은 한 달에 평균 3킬로그램씩 줄고 있었다. 3개월이 지난 뒤 그들의 체중은 오히려 한 달에 0.2킬로그램 남짓 늘어났다. 연구는 계속되고 있다.

아트미스 P. 시모포로스, 《오메가 다이어트》, 홍기훈 옮김, 따님, 2017

13

복어 독

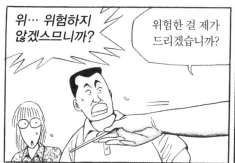

위… 위험하지 않겠스므니까?

위험한 걸 제가 드리겠습니까?

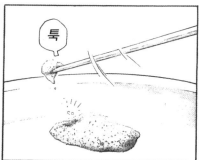

툭

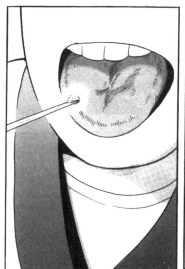

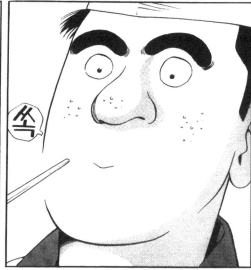

쏙

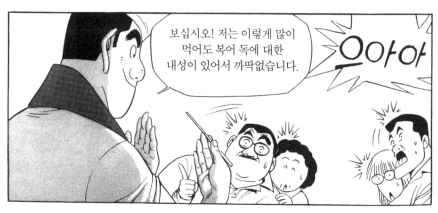

보십시오! 저는 이렇게 많이 먹어도 복어 독에 대한 내성이 있어서 까딱없습니다.

으아아

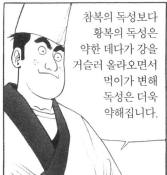

참복의 독성보다 황복의 독성은 약한 데다가 강을 거슬러 올라오면서 먹이가 변해 독성은 더욱 약해집니다.

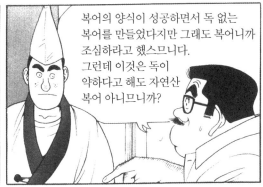

복어의 양식이 성공하면서 독 없는 복어를 만들었다지만 그래도 복어니까 조심하라고 했스므니다. 그런데 이것은 독이 약하다고 해도 자연산 복어 아니므니까?

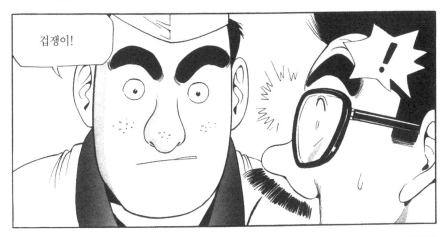

겁쟁이!

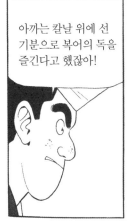

아까는 칼날 위에 선 기분으로 복어의 독을 즐긴다고 했잖아!

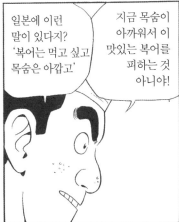

일본에 이런 말이 있다지? '복어는 먹고 싶고 목숨은 아깝고'

지금 목숨이 아까워서 이 맛있는 복어를 피하는 것 아니야!

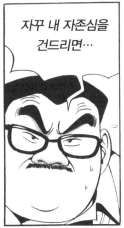

자꾸 내 자존심을 건드리면…

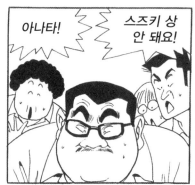

아나타!

스즈키 상 안 돼요!

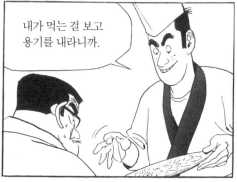

내가 먹는 걸 보고 용기를 내라니까.

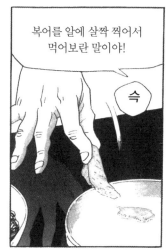

복어를 알에 살짝 찍어서 먹어보란 말이야!

속

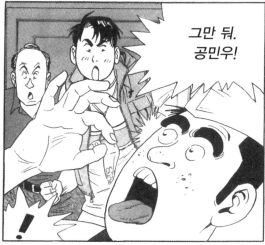

그만 둬. 공민우!

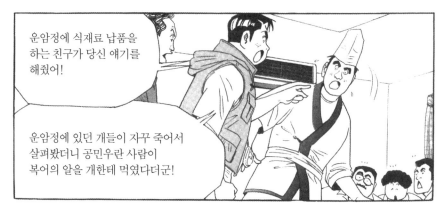

운암정에 식재료 납품을 하는 친구가 당신 얘기를 해줬어!

운암정에 있던 개들이 자꾸 죽어서 살펴봤더니 공민우란 사람이 복어의 알을 개한테 먹였다더군!

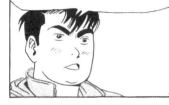

개한테 처음부터 죽을 양의 독을 먹인 게 아니고 조금씩 조금씩 양을 늘려가면서 어느 정도 먹으면 개가 죽나를 시험해보고 있었어!

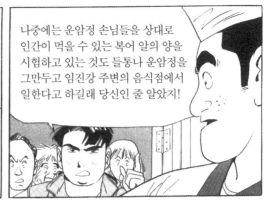

나중에는 운암정 손님들을 상대로 인간이 먹을 수 있는 복어 알의 양을 시험하고 있는 것도 들통나 운암정을 그만두고 임진강 주변의 음식점에서 일한다고 하길래 당신인 줄 알았지!

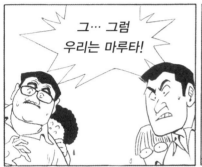

그… 그럼 우리는 마루타!

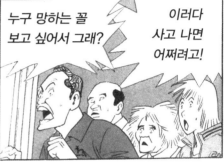

누구 망하는 꼴 보고 싶어서 그래?

이러다 사고 나면 어쩌려고!

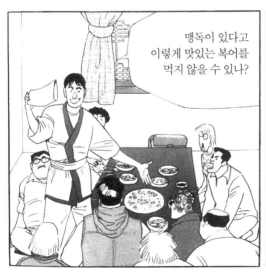

맹독이 있다고 이렇게 맛있는 복어를 먹지 않을 수 있나?

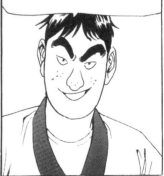

음식에서 맛도 중요하지만 게임하듯 목숨을 걸고 맛을 본다면 그것이야말로 최고의 맛 아니겠나!

암의 전이를 막는 독

| 복어 독 |

　　낚싯바늘에서 빼면 탁구공만큼 부풀어 오르다가 그대로 바다로 돌려보내면 배를 쑥 집어넣고 살았다는 표정으로 유유히 사라지는 물고기가 복어다. 이 복어에는 독毒이 있어 사람을 위험에 빠지게 하기도 한다. 이 독의 이름은 테트로도톡신tetrodotoxin이다. 복어의 학명인 '테트로도'와 독을 의미하는 '톡신'이 결합한 단어이므로, 테트로도톡신은 말 그대로 복어의 독을 뜻한다.

　　복어 독의 독성은 청산가리의 1,000배에 이르고, 치사량이 0.01밀리그램일 정도로 아주 강력한 독성 물질이다. 자지복의 경우 난소 하나로 12명의 목숨을 빼앗을 수 있다는 계산이 나온다. 복어의 독은 복어의 몸 자체에서 만들어지는 것으로 알려져 있었으나, 양식 복어에는 독이 없다는 점이 발견되면서 복어 독은 복어의 몸에서 만들어지는 독이 아니라는 사실이 밝혀졌다. 복어 독을 생성하는 것은 복어의 몸속에 있는 녹농균이라고 하는 세균이다. 녹농균은 주로 해조류나 플랑크톤에 붙어사는데, 이를 게나 편형동물이 먹으면 이들 몸에 녹농균이 기생하게 된다. 복어의 먹이인 게나 편형동물을 다시 복어가 잡아먹으면 복어의 간이나 난소에 복어 독이 쌓이는 것이다. 이와 같은 먹이사슬을 통해 복어가 고농도의 녹농균을 갖게 되었다는 추정이 있다. 또 복어 독은 암컷 복어가 수컷을 유인할 때 페로몬으로 작용한다. 복어는 복어 독이 들어 있는 먹이를 없는 먹이보다 더 좋아하며, 또 암컷 복어의 난소에 들어 있는 복어 독은 산란 날짜가 늘어나면 그 양이 더욱 증가한다. 결국 복어 독은 외부의 적으로부터 몸을 보호하는 수단이 되면서 페로몬의 역할도 하니 종족 보존에 큰 공헌을 하고 있는 물질인 것이다.

현대 의학의 항암 치료는 수술, 항암 요법, 방사선 치료로 크게 세 가지인데 예전에 비해 많이 발전한 것은 사실이다. 그러나 최종적으로 사망률이 낮아지지 않는 것도 부인할 수는 없다. 사망률이 떨어지지 않는 이유는 전이암 때문이다. 세계보건기구WHO에서도 암 환자의 주요 사망 원인은 전이라고 할 정도이다. 때문에 암으로부터의 진정한 자유는 수술, 항암, 방사선 치료가 다 끝나는 시점이 아니다. 전이 재발 가능성의 기간이 충분히 지난 후가 진정한 암 치료가 끝나는 시점이다.

전이암의 뿌리는 완전히 사라지지 않은 예전의 암세포다. 전이암이란 수술, 항암, 방사선 등 치료 후 사라졌다고 여겨진 암세포가 사실은 사라지지 않고 있다가 수개월 혹은 수년 후 다시 자랄 수 있는 몸의 환경이 조성되면 다시 성장해서 최종적으로 CT나 MRI를 통해 발견되는 것을 말한다. 암세포가 스스로 살아남고 증식해서 다른 곳으로 전이하기 위해서는 적절한 주위 환경이 필요하다. 암세포는 이를 위하여 지속적으로 변신하면서 주위 환경을 자신에게 유리하도록 변화시켜나간다. 따라서 암세포의 성장 전이를 막기 위해서는 암 주위의 미세 환경을 적극적으로 관리하여 암세포가 성장하고 전이하는 데 부적합한 환경으로 만들어나가는 것이 중요하다.

그렇다면 복어 독이 전이를 억제하는 기전을 알아보자.

첫째, 나트륨 통로를 차단한다. 복어 독은 과잉으로 활성화된 암세포막에 존재하는 나트륨 통로를 차단시켜 암세포의 침윤 이동을 억제함으로써 암의 휴면休眠을 촉진한다. 동시에 항암 치료 중에는 항암제 내성을 억제함으로써 항암 치료 효과를 높여준다. 결국 암 성장과 전이의 통로가 되는 혈관 형성을 억제하여 최종적으로는 전이를 막아준다.

전이 과정 중 나트륨 통로와 관련 있는 단계는 다음과 같다.

1 처음 암에서 떨어져 나오는 단계 (암세포 분리)

2 다른 곳으로 이동하기 위해서 방어막을 뚫는 단계 (기저막 파괴)

3 뚫고 나온 암세포가 다른 조직으로 침투하는 단계 (조직 내 침투)

4 멀리 이동하기 위해서 혈관으로 이동하는 단계 (이동)

5 전신으로 여행할 수 있는 혈관으로 들어가는 단계 (혈관 내 침투)

6 혈관을 돌아다니다가 새로운 곳에 정착하기 전 혈관으로 빠져 나
오는 단계 (혈관 탈출)

7 새로운 조직 장기에 정착해서 전이암으로 성장하는 단계 (분열 증식,
혈관 형성, 미세 성장, 전이암으로 성장)

실험용 발암물질로 유발된 흰쥐 유방암에 대하여 나트륨 통로 차
단이 어떤 역할을 하는지 관찰해보고자 발암물질 단독 투여군과 나
트륨 통로 차단 물질 투여군 사이의 생존 기간을 측정해본 결과, 발
암물질만 단독 투여한 군은 132±9.6일, 발암물질과 나트륨 통로 차
단제를 병용 투여한 결과 173±5.7일로 나트륨 통로 차단을 통해 생
존 기간이 26퍼센트 연장되었다.

둘째, 암세포 변신을 차단한다. 복어 독은 암 전이 과정 중 암세포
의 1차 형태 변화와 2차 형태 변화 모두를 차단하는 것으로 나타나,
암의 성장과 전이를 매우 효과적으로 억제할 수 있다. 전이 과정 중
의 암세포는 우선 형태 변화를 통해 용이하게 이동하고 침투할 수 있
는 모양으로 변신을 한다. 1차 전이 과정인 이동 과정에서는 이동하
기 쉬운 형태로 변화하는 것이고(EMT 과정), 이동 과정을 마치고 새
로운 전이 장소에 도착해서는 2차 형태 변화(MET 과정)를 통해서 새
로운 전이암으로 자리 잡게 된다. 암세포의 형태 변화는 단순히 모양
의 변화에 그치는 것이 아니다. 전이를 쉽게 하기 위한 암세포의 모
양 변화는 암세포의 성질까지 함께 바꿔놓아 결국 암세포의 전이력
을 강화한다. 전이 과정 중 암세포의 형태 변화는 필수적이기 때문에

형태 변화 차단은 암 전이를 막는 중요한 수단이다.

의약품으로서의 활용 가능성이 커진 전갈 독

전갈 독은 나트륨 통로를 계속 차단해버리는 복어 독인 테트로도 톡신과는 반대로 작용한다. 전갈 독에 포함된 펩티드성 클로로톡신에는 전체 뇌종양의 30퍼센트를 차지하는 신경교종 세포와 결합하기 쉬운 성질이 있다는 사실이 밝혀졌다. 신경교종 세포는 뇌 속에서 분열 증식을 반복하면서 주변으로 이동하는데, 이때 염소 이온을 세포 밖으로 내보내 부피를 작게 만들어 세포 사이를 빠져나간다. 클로로톡신은 염소 이온 통로에 결합함으로써 신경교종 세포가 세포 사이를 빠져나가지 못하도록 방해한다. 즉, 종양 세포가 마구잡이로 확산되는 것을 억제하는 것이다. 머지않아 전갈 독을 이용한 신경 교종 치료제가 탄생할지도 모른다.

다나카 마치, 《약이 되는 독 독이 되는 독》, 이동희 옮김, 전나무숲, 2013

14

밥

현미 마늘종 볶음밥

재료	현미밥, 마늘종, 버섯, 간장, 들깻가루, 매실액, 다진 마늘, 고춧가루, 참기름
1	팬에 기름을 두르고 마늘종, 버섯, 유부, 현미밥 순서로 넣고 잘 볶는다.
2	간장, 들깻가루, 매실액, 다진 마늘, 고춧가루, 참기름을 섞어 볶음밥에 곁들여 먹는다.

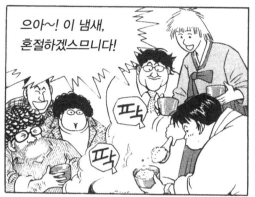

으아~! 이 냄새,
혼절하겠스므니다!

팍

팍

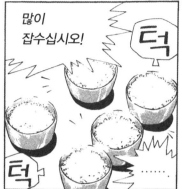

많이
잡수십시오!

턱

턱

......

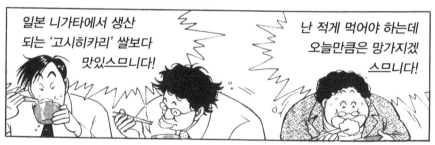

일본 니가타에서 생산
되는 '고시히카리' 쌀보다
맛있스므니다!

난 적게 먹어야 하는데
오늘만큼은 망가지겠
스므니다!

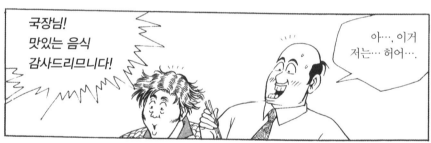

국장님!
맛있는 음식
감사드리므니다!

아…, 이거
저는… 허어….

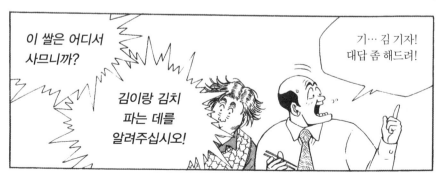

이 쌀은 어디서
사므니까?

김이랑 김치
파는 데를
알려주십시오!

기… 김 기자!
대답 좀 해드려!

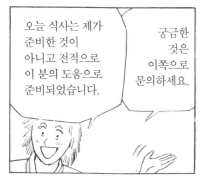

오늘 식사는 제가 준비한 것이 아니고 전적으로 이 분의 도움으로 준비되었습니다.

궁금한 것은 이쪽으로 문의하세요.

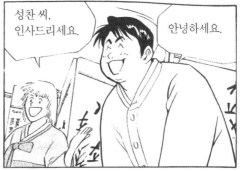

성찬 씨, 인사드리세요.

안녕하세요.

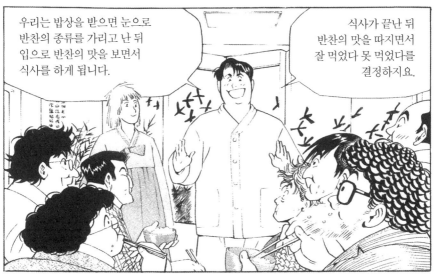

우리는 밥상을 받으면 눈으로 반찬의 종류를 가리고 난 뒤 입으로 반찬의 맛을 보면서 식사를 하게 됩니다.

식사가 끝난 뒤 반찬의 맛을 따지면서 잘 먹었다 못 먹었다를 결정하지요.

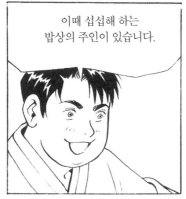

이때 섭섭해 하는 밥상의 주인이 있습니다.

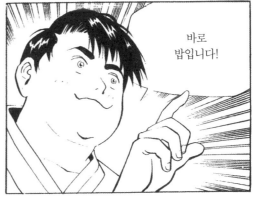

바로 밥입니다!

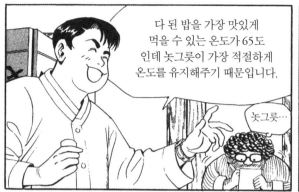

다 된 밥을 가장 맛있게
먹을 수 있는 온도가 65도
인데 놋그릇이 가장 적절하게
온도를 유지해주기 때문입니다.

놋그릇…

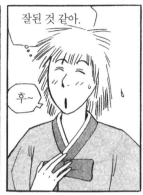

잘된 것 같아.

후~

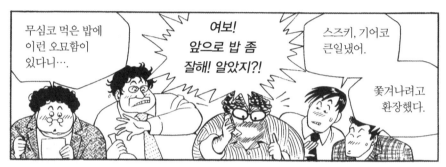

무심코 먹은 밥에
이런 오묘함이
있다니….

여보!
앞으로 밥 좀
잘해! 알았지?!

스즈키, 기어코
큰일냈어.

쫓겨나려고
환장했다.

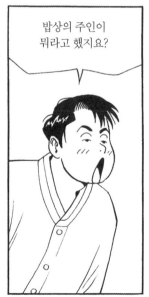

밥상의 주인이
뭐라고 했지요?

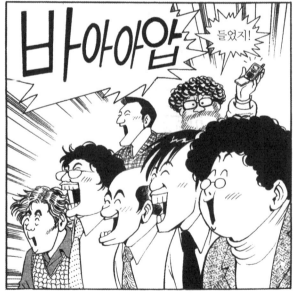

바아아압

들었지!

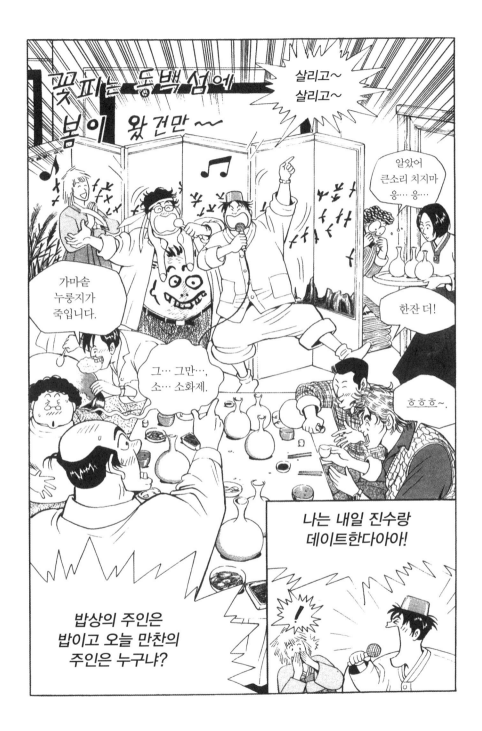

밥상의 주인, 건강의 주인

| 밥 |

허 화백의 말씀처럼 밥상의 주인은 밥이다. 그렇다면 건강의 주인은 무엇일까? 그 역시 밥이다. 누군가는 '신의 선물'이라 했고,《식객》도 쌀을 지키는 '우리 쌀 지키기 100인 100일 걷기 운동'에서 시작했다. 우선 밥을 만드는 재료부터 알아보자.

■쌀 : 쌀은 봄에 심어서 여름을 지나 가을에 거두기 때문에 따뜻한 기운을 가지고 있다. 논에는 항상 물이 고여 있기 때문에 그 열매는 촉촉하다. 이렇게 광합성을 잘하고 수분 섭취가 잘되다 보니 보리나 밀처럼 다 커서도 고개를 숙이고 있다. 찹쌀은 멥쌀보다 수분 함량이 적어 건조한 상태에서 유백색을 띤다. 또 찹쌀은 멥쌀보다 단맛이 강하다. 때문에 찹쌀은 몸에 수분이 많을 때 더 효과가 있다. 예를

들면 설사를 할 때나 식은땀이 흐를 때 도움이 되고, 단맛 때문에 인슐린 분비가 더 잘되어 살을 찌울 수 있다. 우리가 먹는 백미는 껍질을 10번 정도 벗긴 쌀이다. 이 껍질에 섬유질을 비롯하여 피틴산 등 암에 이로운 물질이 많이 들어 있다. 때문에 건강을 생각하는 사람들은 현미만을 고집하는데 현미의 단점은 소화가 잘되지 않는다는 것이다. 그러므로 잘 씹어 먹는 것이 중요하다. 잘 씹어 먹는 것이야말로 노화 방지와 암을 비롯한 여러 가지 질병을 치료할 수 있는 비결이다.

■콩 : 텍사스주립대학 노화연구소 팀장을 맡으면서 평생 동안 노화 연구를 했던 유병팔 (현재 부산대학교) 교수의 《125세까지 걱정말고 살아라》를 보자.

"과학적으로 콩이 좋다는 사실이 밝혀질 때마다 새삼 아버지가 하신 말씀이 생각난다. 6.25가 발발하자 우리 가족도 짐 보따리를 챙겨 피난길에 올랐다. 그러나 그때 아버지가 말씀하셨다. "다 필요 없다. 콩 자루만 메고 나가거라." 그때는 하도 어이가 없어서 듣는 둥 마는 둥 넘겨버리고, 콩자루가 아닌 쌀자루를 메고 피난길을 떠났다. 그런데 지금 생각해보니, 아버지의 말씀은 그만큼 현명하셨던 것 같다. 콩의 영양가는 쌀에 비해서 월등하다. 그러니 고단백 식품인 콩만 씹어 먹어도 기운 떨어질 이유가 없다. 이것이야말로 옛사람들의 체험에서 나온 지혜라 하겠다. 그 뒷일이지만 그 경험을 내가 직접 겪을 수 있었다. 피난길에 가족이 흩어지게 되어서 내가 서울에서 춘천을 세 번이나 걸어서 왕복한 적이 있었다. 서울 가족과 춘천 가족의 연락망 역할을 한 셈이다. 이틀 걸려 가는 길마다 갖고 떠난 것은 콩이었다. 그리고 그 콩만 씹어 먹으면서 그 먼 길을 허기지지 않고 무사히 갔다 왔다. 왕복이 이틀 길인데도 중간에 기운이 딸린다는 것을 전혀 느껴보지 못했다."

■ 검은콩 : 검은콩은 여름작물로서 비교적 높은 온도와 습도를 필요로 한다. 그러나 쌀처럼 가스 차는 것을 치료하거나 설사를 멈추게 할 수 없다. 오히려 그 반대의 작용이 있다. 검은콩에는 여성 호르몬과 유사한 에스트로겐이 함유되어 있어서 부인과 질환에 좋다. 예를 들어 젖이 부족할 때 돼지 족과 함께 쓰면 피가 보충되면서 젖의 분비도 원활하게 된다.

■ 메주콩 : 흰콩인데 비교적 소화가 어려우므로 과량을 섭취하지 않도록 한다. 발아 현미처럼 싹을 내거나(콩나물) 된장, 간장처럼 발효를 시키면 소화가 되지 않을 염려는 없다.

■ 팥(적소두) : 콩과 같은 조건에서도 잘 자라나 습도는 좀 더 높은 것이 좋다. 때문에 다른 콩 종류에 비해 물을 멀리하는 힘이 있으니 소변을 잘 보게 하여 부기를 없애준다. 이럴 땐 물을 잘 헤치는 힘이 강한 잉어와 함께 달이면 소기의 목적을 달성할 수 있다. 단맛이 나기 때문에 떡의 고물이나 양갱의 재료로 많이 쓰이는데, 설탕을 함께 넣어 먹으면 팥 속의 사포닌 성분이 오히려 억제된다고 한다.

■ 녹두 : 밭 중에서도 가장 거칠고 추운 데서 키우는 것이 녹두다. 때문에 그 성질이 찬데, 이 찬 성질로 말미암아 우리 몸의 독(약물 독이나 중금속 독)을 제거할 수 있다. 깨끗이 씻은 녹두에 물을 넣고 센

불로 한소끔 끓여서 즙을 취해 식혀서 먹는데, 푸른빛이 돌 때 먹어야 효과가 더 좋다.

■수수 : 열대 아프리카가 원산지인 작물이다. 때문에 콩, 밀, 옥수수에 비하면 건조, 고온에 강하고, 농약 등에 의존하지 않아도 잘 자란다. 우리나라에 많이 나는 붉은색 수수는 찰수수로 고량주의 원료로도 많이 쓰인다. 배가 차고(위장 기능이 약하고) 식은땀이 날 때 죽을 쑤어 먹으면 좋다. 곡류 중 유일하게 타닌을 많이 함유하고 있어 식도암을 막아준다. 수수의 혈전 예방 효과가 혈전 치료제인 아스피린과 비슷한 수준이라는 연구 결과도 있다. 수수에는 항비만 효과가 있다. 농촌진흥청 연구팀이 주축이 되어 수수의 고지혈증 예방 효과를 검토하는 실험에서 수수 추출물 30밀리그램을 쥐에 투여한 후 고지혈증의 원인인 LDL 콜레스테롤의 흡수율을 조사한 결과 19퍼센트로 대조군 40퍼센트에 비하면 현저한 흡수 저해 효과가 있다는 것을 보고한 바 있다. 특히 수수에는 히스티딘이라는 아미노산이 많이 들어 있다. 이 아미노산은 뇌에 작용하여 언어와 청각의 발달을 촉진하는데 특히 어린아이의 성장에 중요하다.

■조 : 벼는 익으면 익을수록 고개를 숙이지만 조는 항상 고개를 숙이고 있다. 쌀은 시간이 지나 익어서 고개를 숙이지만 조는 원형이 강아지풀이기 때문에 고개를 숙이는 것이다. 세계적으로 조는 젖을 잘 나오게 하는 식품으로 알려져 있다. 조는 비타민, 미네랄, 식이 섬유가 풍부한데 특히 철분은 백미의 10배 정도가 들어 있어 피를 만드는 힘이 매우 좋다. 때문에 빈혈 개선에 효과가 있다. 젖 부족 역시

피가 부족해서 오는 경우가 많다. 조는 잡곡 중에서 가장 뛰어난 단맛을 가지고 있다. 단맛과 더불어 약간의 짠맛도 난다. 단맛이 나는 것은 소화기脾胃, 짠맛이 나는 것은 비뇨기와 생식기를 보강할 수 있다. 나이 들어 가장 약해지기 쉬운 것이 소화기와 비뇨기임을 생각하면 조는 가장 작고 딱딱하지만 '곡물의 왕'이라는 칭호가 조금도 어색하지 않다.

■ 기장 : 탄수화물, 지방, 단백질의 3대 영양소가 균형 있게 들어 있다. 또한 다른 잡곡에 비해 수확, 조제가 쉽고 기후와 토질을 가리지 않는 편이라 초보 농사꾼도 쉽게 농사를 지을 수 있다. 그래서 농사를 처음 짓기 시작한 신석기시대부터 지금까지 기장 농사는 끊이지 않고 그 생명력을 이어가고 있다. 쌀이 없을 때 그 쌀을 대신할 수 있기 때문이다. 기장의 고운 황색(이것으로 한의학에서는 소화기에 작용하는 식물로 보았음)은 카테킨류의 폴리페놀이므로 강한 항산화력을 갖고 있다.

■ 율무 : 모든 잡곡은 밭에서 자란다. 그런데 율무만큼은 논에서도 기울 수 있다. 율무는 건조 기후에 약하다. 때문에 쉬는 논에 율무를 심고 물을 충분히 줘야 한다. 밭에서 크는 것보다 생육과 수량이 더 많다. 원산지는 열대 지방인 인도, 미얀마, 필리핀 등인데 전통적으로 한의학에서는 '몸을 가볍게 하고 활력을 길러주는 불로연명不老延命의 약재'로 많이 사용되었다. 곡물 중에서는 이뇨 작용이 가장 강하다. 똥(설사)으로 나갈 수분을 오줌으로 내보냄으로써 대변을 정상화할 수 있기 때문에 변비가 있는 사람은 먹지 않는 게 좋다. 자주 붓거

나 무사마귀가 많이 난 사람, 폐나 무릎에 물이 자주 차는 사람은 율무밥을 먹으면 좋을 것이다.

■ 보리 : 서늘한 기온을 좋아해서 가을에 심고 겨울을 지나 봄에 거둔다. 이것은 찬寒 성질을 가지고 있다는 뜻인데 머리에 열이 심할 때 생보리를 마치 얼음찜질 하듯이 대는 민간요법이 있다. 조기를 보리쌀에 넣어 오래 저장하는 것도 이 때문이다. 보리에는 비타민B가 많이 들어 있다. 고대 로마에서는 검투사들이 피로를 풀고 체력을 보강하기 위하여 꼭 보리를 먹었다고 한다. 실험 결과 보리를 먹이지 않은 쥐는 회전하는 벨트 위에서 54분 동안 680미터를 달린 반면, 보리를 먹인 쥐는 66분 동안 825미터를 달렸다고 한다.

■ 귀리 : 디자이너 푸드 프로그램의 맨 아래 칸에 위치한다. 디자이너 푸드 프로그램 중에서 유일한 곡물인데 '아베난스라미드'라는 항염증 물질이 들어 있다. 때문에 오트밀을 장복하면 몸의 염증이 없어지면서 암의 진행을 늦출 수 있을 것이다.

건강의 주인은 밥

백미와 현미는 75~76%의 당질을 비슷하게 함유하고 있지만 현미에는 쌀눈과 식이 섬유소, 그리고 미강(쌀겨) 내에 있는 여러 가지 생리 활성 물질을 비롯해 비타민E, 훼루익산, 피틴산, 이노시톨, 식물스테롤, 감마오리지놀 등이 있어 암 예방은 물론 혈관 질환 예방, 당뇨 및 간 질환 예방에도 중요한 역할을 한다. 현미와 같은 통곡식은 소화를 위해 위와 장의 운동을 촉진시켜 지치지 않게 하며 통곡식의 영양은 손상된 위 점막 세포를 복구하고 위와 장의 기능을 회복시킨다. 특히 위암과 대장암 예방에 좋은 식품이다. 최근 연구에 의하면 일반 현미보다는 발아 현미, 찹쌀 현미, 발효(찹쌀) 현미가 맛, 영양 성분 및 암 예방 가능성도 높다. (중략) 또한 콩은 예로부터 오곡의 하나로 우리 민족의 주식 중 하나이다. 콩 속에 건강에 이로운 물질들이 많이 함유되어 있는데, 그중에서도 이소플라본이 식물성 에스트로겐으로 여성의 유방암 예방에 큰 효능을 나타낸다. 이외에도 콩에는 페놀 성분, 사포닌, 트립신 저해제, 피틴산 성분 등이 있어 암 예방에 도움이 된다. 특히 검은 콩의 과피에 있는 검푸른 색의 안토시아닌은 본래 항산화 및 항노화 효과가 있는 것으로 알려져 있던 것인데, 최근 연구에 의해 이것이 항암 효과 및 다이어트 효과에도 탁월한 것으로 알려졌다. 따라서 현미에 검은콩을 섞은 현미콩밥은 훌륭한 암 예방 기능을 갖는 것이다. 현미에는 필수 아미노산인 라이신과 트립토판이 부족한데, 콩에는 이들이 풍부하고 콩에 부족한 함황 아미노산은 현미에 많다. 때문에 현미와 콩을 함께 먹으면 단백질 영양가 면에서 최고의 음식이 된다.

박건영, 강경선, 강명희, 강주섭, 김대중,
《암을 이기는 한국인의 음식 54가지》, 연합뉴스, 2013

15

소식과 단식

적게 먹는 것이 잘 먹는 것

| 소식과 단식 |

살기 위해서는 누구든지 밥을 먹어야 한다. 그러나 요즘은 너무 많이 먹는 것, 먹지 말아야 할 것도 먹는 것이 문제가 되는 시대다. 때문에 밥에 대해서도 알아야 하지만 밥 적게 먹기(소식)와 밥 안 먹기(단식)도 같이 알아야 한다.

칼로리 제한에 대한 과학적 연구는 1935년 미국 코넬대학의 메케이 박사가 한 실험이 처음이다. 생쥐의 영양과 수명에 관한 연구가 그것인데, 박사는 먹고 싶은 대로 먹은 B 그룹과 칼로리를 60퍼센트로 줄인 A 그룹의 수명을 비교했다. 그랬더니 적게 먹은 A 그룹의 쥐들이 마음대로 먹은 B 그룹보다 2배 이상 산 것을 발견한 것이다. 심지어 A 그룹에서는 1,400일을 산 쥐도 있었다고 한다. 칼로리를 반으로 줄이면 수명은 배로 늘어난다는 실험 결과는 당시 사람들도 깜짝

놀랄 일이었다. 영양분은 많을수록 몸에 좋다는 것이 통설이었기 때문이다.

1970년대 텍사스주립대학 의과대학에서는 맥케이의 실험을 다시 하게 된다. 소식으로 오래 사는 이유에 대한 메커니즘을 확인하기 위해서다. 결과는 놀라웠다. 소식한 쥐에서는 마음대로 실컷 먹은 쥐에게서 나타나는 노화 현상과는 확연하게 다른 차이가 나타났다. 예를 들면 마음대로 먹은 쥐는 축 늘어져 하루 평균 200미터조차도 겨우 뛰었다. 게다가 성장기를 지나면서부터는 운동 기능이 떨어졌다. 그러나 먹이를 40퍼센트 줄인 쥐는 하루 평균 4킬로미터를 뛰었다. 조그마한 쥐에게 4킬로미터 달리기는 엄청난 운동량이다. 더 놀라운 것은 이런 운동을 그들의 일생이 끝나는 날까지 계속한다는 것이다. 언뜻 생각하자면 소식한 쥐는 기운이 없을 것 같다. 그러나 실제로는 정반대의 현상을 보인 것이다. 겉으로 보기에도 마음대로 먹은 쥐보다 건강해 보이는 것을 확인할 수 있었다. 이렇게 된 이유는 다음과 같다.

첫째, 호르몬의 분비이다. 그 가운데서도 동물의 신진대사에 가장 많은 영향을 미치는 인슐린의 분비 문제다. 쥐도 사람과 마찬가지로 나이가 어릴 때는 세포들이 예민하여 인슐린이 조금만 분비되어도 혈당이 곧 떨어졌다. 그런데 나이가 들어가면 갈수록 민감도가 둔해지면서 혈당이 떨어지지 않게 된다. 몸에서는 인슐린을 더 분비하게 되고 결국 당뇨가 발병하는 것이다. 그런데 소식을 하면 혈당의 수치나 인슐린의 분비량이 젊었을 때와 동일하게 유지된다.

결국 이 쥐들에게 당뇨병은 발생하지 않았다.

둘째, 지방 대사이다. 쥐도 나이를 먹으면 사람처럼 혈중 지방이 늘어난다. 그런데 소식을 한 쥐는 혈중 지방이 젊을 때와 같은 수치를 유지했다.

셋째, 면역성이다. 쥐에게 면역성이 있는지 알아보기 위해 방사능으로 암을 발생시켜보았다. 쥐를 마음대로 먹게 한 군, 마음대로 먹게 하고 방사능을 쬔 군, 소식했으나 방사능을 쬔 군, 소식했으나 방사능을 쬐지 않은 군의 4개군으로 나누어 실험했다. 그 결과 마음대로 먹게 한 군은 80퍼센트의 쥐가 암에 걸려 죽었다. 마음대로 먹고 방사능을 쬔 군은 100퍼센트의 쥐가 암에 걸렸다. 반면 소식을 하고 방사능을 쬐지 않은 군은 한 마리의 쥐도 암에 걸리지 않았고, 소식은 했지만 방사능을 쬔 군은 23퍼센트만 암으로 죽었다.

넷째, 심장 기능이다. 이 역시 젊을 때와 똑같이 유지되었다.

마지막으로 소식은 활성산소로 인한 산화 스트레스를 방지한다는 것이다. 결국 노화를 방지하는 것이 소식이라면 앞에서 든 네 가지 이유를 잘 모른다 히여도 이헤할 수 있을 것이다. (1993년 유병팔 박사가 세계 최초로 발표)

'하지만 쥐와 사람은 다르지 않는가?'라고 생각하는 사람도 있을 것이다. 그래서 미국 노화학자들은 현재 막대한 자본을 들여 사람과 가장 유사한 원숭이들로 대규모의 실험을 하고 있다. 원숭이의 평균 수명이 30년 정도이기 때문에 완전한 결론이 나올 때까지는 앞으로도 40~50년이 더 걸릴 것이다. 지금까지는 쥐에서 했던 실험과 95퍼센트 이상 일치하는 결과를 보이고 있다.

1994년 네덜란드에서는 사람을 대상으로 소식 실험을 했다. 35세에서 50세까지의 남녀 24명을 대상으로 16명은 소식군, 8명은 소식하지 않는 군으로 나누었다. 소식군은 음식의 종류는 같지만 그렇지 않은 군에 비해 음식의 양만 20퍼센트가 적은 것이었다. 실험은 10주 정도의 짧은 기간 동안 진행되었다. 결과는 쥐 실험 결과와 같았다. 혈압이 떨어지고 지방이 감소했으며, 콜레스테롤 수치가 떨어지고 체중이 줄었다. 또 동맥경화증이 감소하고 심장과 동맥경화에 좋다는 HDL 수치가 좋아졌다. 다시 말하면 몸의 신진대사 지표들이 젊었을 때와 같아졌다는 것이다.

소식은 어느 정도 하는 것이 가장 좋은가? 쥐들의 경우에는 정량보다 40퍼센트를 줄인 식사를 하는 것이 가장 좋은 것으로 나타났다. 그러나 150주까지는 식사 양을 10퍼센트 줄이면서 운동을 겸한 쥐들이 더 나은 효과가 있었으며 그 이후로는 60퍼센트의 식사량을 지킨 쥐들의 수명 연장 효과가 더 있었다.

사람이 아닌 동물들도 단식을 하는 경우가 있다. 병들거나 상처를 입었을 때 그들은 아무것도 먹지 않고 조용히 누워 회복을 기다린다. 굶는 것이 병을 고치고 상처를 회복한다는 것을 본능적으로 알기 때문이다. 단식 박사로 유명한 서양의학의 권위자인 고다 미쓰오甲田光雄가 밝힌 단식이 몸에 좋은 열 가지 효능은 다음과 같다.

첫째, 몸의 대청소로 자기 치유력을 일깨운다. 단식의 최대 목적은 체내에 남아 있는 물질을 제거하는 것이다. 이를 독소라고 표현하는 사람도 있다. 단식을 하면 몸속에 남아 있는 오염 물질이 깨끗이 제거된다. 깨끗해진 엔진은 좋은 상태로 잘 돌아가기 시작한다.

둘째, 아침을 거르는 것이야말로 몸에 좋다. 안현필의《영어 실력 기초》로 영어를 공부한 사람은 다 알 것이다. 아침을 굶어야만 머리가 더 명석해진다는 것을. 책에서는 이것을 동물실험을 통하여 증명하고 있다. 도쿄도 종합의학연구소 등의 연구팀은 초파리를 대상으로 한 실험에서 공복 상태가 되면 기억력이 향상되는 구조를 발견했다. 이 획기적인 논문은 2013년 1월 25일자 〈사이언스〉에 게재되었다. 먹이를 주지 않고 공복 상태로 둔 100마리의 초파리를 사용해서 관찰하는 것이다. 먼저 초파리에 전기 충격을 줌과 동시에 어떤 냄새를 맡게 한다. 그래서 하루가 지난 다음 '싫은 기억'으로 그 냄새를 기억하고 있는지 조사한다. 냄새를 싫어하게 되면 발생원에 다가가지 않는다. 반대로 기억이 없으면 냄새원에 다가간다. 그 행동의 차이를 관찰하는 것이 초파리의 기억력 테스트이다. 그 결과, 냄새를 기억하고 있던 초파리의 비율은 9~16시간을 굶었을 때 가장 높았는데, 배불리 먹은 초파리들의 2배에 달했다. 그러나 20시간 이상 굶기자 공복 때문에 기억을 하지 못했다.

셋째, 굶으면 에너지 이용법이 달라진다. 흔히 뇌에서는 포도당만에너지로 사용하는 줄 알고 있다. 캐나다의 오웰스 박사가 연구한 결과 단식 중인 뇌는 포도당을 30퍼센트밖에 소비하지 않았다. 50퍼센트는 케톤체였으며, 나머지는 알파 아미노질소 10퍼센트와 아세토

초산 10퍼센트였다. 여기서 케톤체는 지방이 분해되면서 나오는 물질이다. 단식을 하게 되면 포도당의 공급이 어려워지고, 뇌는 체내에 비축된 지방을 분해하여 에너지로 쓴다. '케톤체를 에너지원으로 한 뇌는 뇌파의 하나인 알파파를 증가시키고, 뇌하수체에서는 베타 엔도르핀이라는 물질의 분비량이 증가하는 것으로 밝혀졌다'고 고다 의사는 밝힌다. 알파파는 심신이 가장 편안한 상태에서 나오는 뇌파이다. 좌선하는 스님들의 뇌에서 나온다. 베타 엔도르핀은 쾌감 호르몬이라고도 불린다. 즉, 단식은 심신을 평온하게 유지하는 더없는 행복감을 가져다준다.

넷째, 숙변을 배출한다. 단식은 노폐물을 배출시킨다. 과식을 하면 숙변(변비와는 다른 개념)이 장내에 쌓이는데 그러면 곧 장 마비가 일어난다. 이 독소가 장벽을 통하여 체내로 흡수되면 심근경색이나 뇌경색, 암, 교원병, 아토피성 피부염 등 여러 가지 질병을 일으키는 원인이 된다.

다섯째, 환경 독소를 배출한다. 고다 원장은 단식에 의한 농약 배설 효과를 실험으로 증명하였다. BHC는 극약 살충제인데, 체내에 들어오면 지방에 저장된다. 1973년 고다 원장은 고베대학 의학부의 기타무라 교수(공중 위생학)와 공동 연구를 통하여 단식을 하면 소변으로 대량의 BHC가 배설된다는 것을 증명했다. 체지방이 케톤체로 분해되면서 내부에 잠복된 BHC가 배독된 것이다. 환경 호르몬인 다이옥신이나 비스페놀A 등도 같은 결과가 나올 것이라고 그는 말한다.

여섯째, 자가 분해를 일으킨다. 고다 원장은 "단식으로 모든 영양분이 단절되면, 몸은 어딘가에서 영양분이 될 만한 것을 찾기 시작한다. 지금 당장 생명 유지에 절대적으로 필요한 조직 이외에서 영양분을 가져와 에너지로 바꾼다. 이것을 자가분해라고 한다."며 동맥경화증을 예로 들어 설명한다. "동맥경화의 대부분은 혈관 내에 걸쭉한 것이 침착되어 있다. 이를 '아테롬'이라 하는데 콜레스테롤이 유착된 것이다. 단식을 하면 몸은 혈관 내의 아테롬을 에너지원으로 이용한다. 단식을 하는 동안 계속 아테롬이 쓰이고 결국에는 깨끗이 사라지고 만다." 단식을 하면 장의 유착도 떨어지고, 사마귀 등의 종양도 사라진다. 암 역시 같은 이치로 줄어들게 된다.

일곱째, 유전자를 활성화한다. 1996년 영국 에든버러의 로슬린 연구소에서 세계 최초의 복제양 둘리가 태어났다. 엄마의 자궁 세포가 아니라 유선 세포를 분화하고 배양하여 대리모의 자궁에서 성장만 한 것이다. 이것이 가능한 이유는 양의 체세포가 마치 최초의 수정 세포로 돌아온 것과 똑같은 현상이 일어났기 때문이다. 과학자들이 이 과정에서 이용한 것이 단식이다. 유선 세포를 배양하는 수 주 동안 일주일만 배양액의 양분 농도를 20분의 1 정도로 격감시켜 세포를 단식시킨 것이다. 그러자 놀랍게도 기아 쇼크가 일어나 그때까지 잠자던 유전자가 깨어났다. 이 유전자가 자라 한 마리의 완전한 양이 된 것이다.

여덟째, 스태미나가 강해진다. 레슬링 선수 역도산은 시합 전날부터 단식을 한다. 시합 당일에는 아무것도 먹지 않고 시합에 응한다. 그 이유를 묻자 역도산은 '먹으면 힘이 나지 않는다'는 짧은 대답을 했다. 스태미나는 단식한 후 단기간에 강해진다. 복싱 선수도 체중을 줄이기 위해 시합 직전까지 거의 단식 상태에서 격렬하게 훈련을 한다.

아홉째, 면역력이 높아진다. 야생동물은 단식이 본능적으로 치유에 도움이 된다는 것을 알고 있다. 과거에도 사람들은 하루 동안 아무것도 먹지 않거나 미음만 먹으며 쉬면서 회복을 기다렸다. 이 사실은 규슈대학의 구보 도모하루 교수가 증명하였다. 림프구의 면역 활성이 높아지며 면역 세포인 백혈구가 많아지고 흉선이나 부신의 중량이 커져 면역력이 강화된다는 것이다.

열째, 활성산소를 줄인다. 호흡으로 받아들이는 산소의 2퍼센트가 활성산소다. 격렬한 운동이나 노동을 하면 과잉 호흡을 하면서 공기를 빨아들이기 때문에, 몸은 빨리 산화(노화)가 되어 병이 나거나 수명이 짧아지게 된다. 반면에 단식을 하게 되면 체내로 흡입되는 산소량이 줄어든다. 아침밥만 굶는 아침 단식에서도 산소 흡입량이 13퍼센트나 줄어들었다는 실험 결과가 있다.

단식의 방법에 대해 알아보자.

첫째, 한 끼 단식이 있다. 초보자들이 쉽게 할 수 있는 단식인데, 아침 단식은 고다 원장이 강조하는 단식이다. 옛 선조들도 하루 2식을 했는데 처음 식사가 요즘 우리들의 점심시간쯤이었다. 아침은 안 먹어도 괜찮다는 논리이다. 아침을 꼭 먹어야 한다고 믿는 현대 영양학자들이 가장 반론을 많이 한다. 점심 단식도 있다. 인도에서는 아침,

저녁 2끼를 먹는다. 같은 양을 먹더라도 아침밥은 기운이 되고 저녁밥은 살이 된다. 때문에 살찌기를 두려워하는 사람은 저녁밥을 굶는 것이 좋다. 이화여자대학교 목동 병원에서 비만 클리닉을 담당하고 있는 심경원 교수는 '다이어트의 핵심은 저녁'이라고 했다.

둘째는 하루 단식이다. 매주 요일을 정해 그날만 하루 종일 단식하는 것이다. 성경에 나오는 유대인들은 일주일에 2일은 단식을 했다고 한다.

셋째는 3일 단식이다. 쓰루미 다카후미 원장이 가장 많이 추천하는 단식 유형이다. 단식을 하는 3일 동안 효소를 먹는 '효소 단식'으로 유명하다. 진짜 단식은 소금과 물(이것으로도 최장 3개월 반까지 가능)만으로 하는 것이지만 오래 할 수 없으니 과일이나 채소를 강판에 간 것을 조금씩 섭취한다. 쓰루미 원장이 쓴 《효소가 생명을 좌우한다》에서 본 효소의 특징은 다음 여섯 가지다. 첫째, 효소는 인체 내에서의 중요성을 인정받아 '아홉 번째의 영양소'로 불린다. 탄수화물, 단백질, 지방의 3대 영양소와 비타민, 미네랄, 식이 섬유, 물, 피토케미컬 다음의 아홉 번째 위치에 자리를 잡은 것이다. 둘째, 48℃에서 사멸한다. 셋째, 체내 효소와 식물에서 섭취하는 효소 두 종류가 있다. 넷째, 세포의 생명 활동을 작동시키는 촉매 작용을 한다. 쓰루미 원장은 효소 단식으로 아픈 병의 70퍼센트가 나을 수 있다고 했으며 암 환자의 경우에도 여러 번 반복하면 좋아진다고 했다.

넷째, 5일, 7일, 20일, 40일 단식은 일반인에게는 무리일 수 있으니 전문가의 지도를 받아야 한다.

간헐적 단식은 요즘 많이 뜨고 있는 단식(다이어트) 방법이다. 운동을 하지 않고 주기적으로 12~24시간 동안 굶기만 해도 살이 빠진다는 새로운 개념의 다이어트 방법이다. 일주일에 5~6일은 제대로 밥을 먹고 1~2일은 칼로리 섭취를 줄인다는 것인데 이를 통하여 몸의 소리를 들으면서 생활 방식을 바꿔나간다면 도움이 될 것이다.

7일 동안 물만 마시며 하는 단식

지미 무어는 또한 7일 동안 물만 마시는 단식을 하면서 경험했던 것을 Podcast video에서 언급했다. (http://livinlavidalowcarb.com/) 그는 저탄수화물 식이의 장점을 얘기하는 유명한 블로거이다. 그는 단식하면서 경험한 생리적 변화를 일상용어를 사용하여 블로그에 올렸다. 비록 그가 Herbert Shelton이 표준화한 지침의 많은 부분을 따라 했다고는 하지만 그의 식단에는 Bullion Cubes(역자주 : 고기나 야채를 말린 네모난 조각)도 있었다. 닭이나 소고기 Bullion에는 어느 정도의 열량과 염분이 있기 때문에, 암세포에 최대한의 대사 스트레스를 주기 위해 필요한 가장 낮은 혈당 수치에 도달하기 어려울 수 있다. 그러나 단식 기간 동안 무어 씨의 혈당은 암 치료 영역으로 떨어졌다. 단식 기간 동안 Bullion과 저혈당, 저탄수화물 식이가 혈당과 혈중 케톤 수치에 미치는 영향을 증명하기 위한 연구가 더 필요하다. 그래도 암 환자들이 무어 씨의 Podcast에서 단식이 위험하지 않다는 것을 깨닫는 것이 중요하다.

Thomas N. Seyfried, 《암을 보는 새로운 시각 암은 대사질환이다》,
홍수진, 이창선 옮김, 한솔, 2015

16

야채수프

현미 마늘종 볶음밥

재료	매생이, 굴(굴이 자연산이 아니어도 맛있다), 참기름, 소금, 마늘
1	매생이를 고운 체에 밭쳐 한 번만 씻고 물을 뺀다. 해산물은 자주 씻을수록 맛과 향이 없어진다. 해초도 마찬가지고 생선회도 회를 뜬 뒤 물에 씻으면 맛이 없어진다.
2	매생이 양보다 조금 많은 물을 넣고 끓으면 생굴을 넣고 소금으로 간을 한다.
3	그릇에 담은 뒤 참기름 몇 방울로 마무리한다.
*	뜨거울 때에는 입을 데기 십상이니 조심하고 차갑게 식혀 먹어도 맛이 그만이다. 꼭 겨울에 먹자.

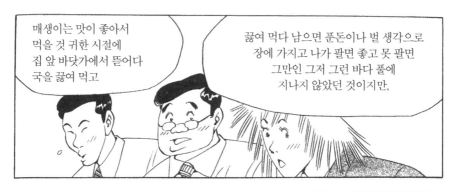

매생이는 맛이 좋아서
먹을 것 귀한 시절에
집 앞 바닷가에서 뜯어다
국을 끓여 먹고

끓여 먹다 남으면 푼돈이나 벌 생각으로
장에 가지고 나가 팔면 좋고 못 팔면
그만인 그저 그런 바다 풀에
지나지 않았던 것이지만,

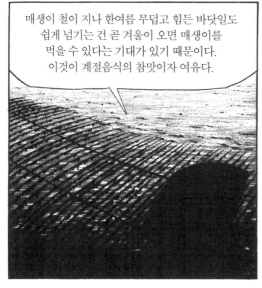

매생이 철이 지나 한여름 무덥고 힘든 바닷일도
쉽게 넘기는 건 곧 겨울이 오면 매생이를
먹을 수 있다는 기대가 있기 때문이다.
이것이 계절음식의 참맛이자 여유다.

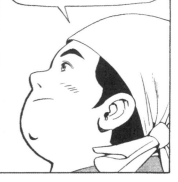

그래서 지금은 매생이의
진짜 맛을 볼 수 없는
계절이기 때문에 빈 그릇에
상상의 맛을 담아
내놓은 것이야.

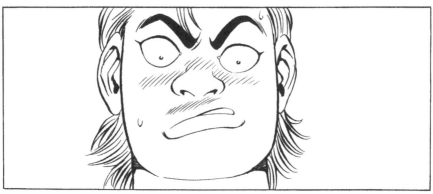

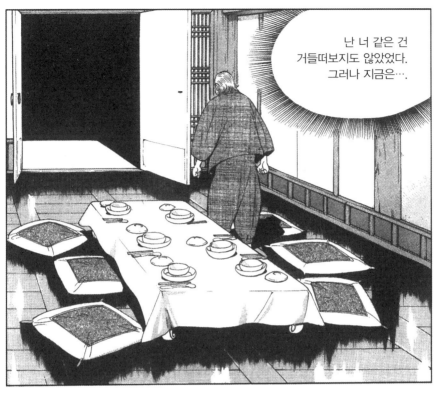

난 너 같은 건
거들떠보지도 않았었다.
그러나 지금은….

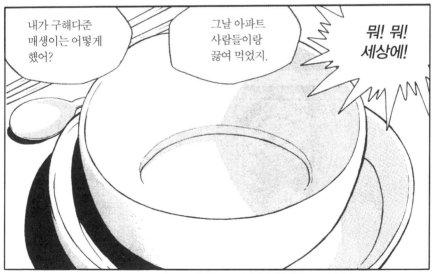

내가 구해다준
매생이는 어떻게
했어?

그날 아파트
사람들이랑
끓여 먹었지.

뭐! 뭐!
세상에!

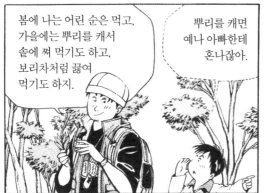

봄에 나는 어린 순은 먹고, 가을에는 뿌리를 캐서 솥에 쪄 먹기도 하고, 보리차처럼 끓여 먹기도 하지.

뿌리를 캐면 예나 아빠한테 혼나잖아.

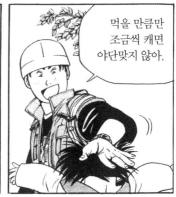

먹을 만큼만 조금씩 캐면 야단맞지 않아.

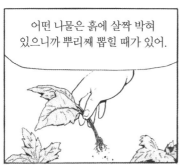

어떤 나물은 흙에 살짝 박혀 있으니까 뿌리째 뽑힐 때가 있어.

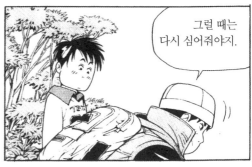

그럴 때는 다시 심어줘야지.

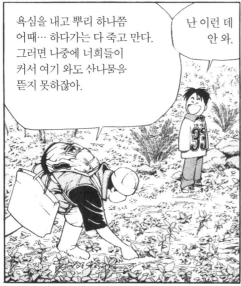

욕심을 내고 뿌리 하나쯤 어때… 하다가는 다 죽고 만다. 그러면 나중에 너희들이 커서 여기 와도 산나물을 뜯지 못하잖아.

난 이런 데 안 와.

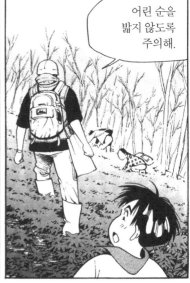

어린 순을 밟지 않도록 주의해.

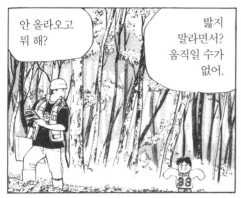

안 올라오고 뭐 해?

밟지 말라면서? 움직일 수가 없어.

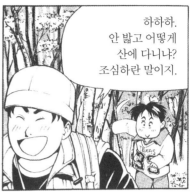

하하하. 안 밟고 어떻게 산에 다니냐? 조심하란 말이지.

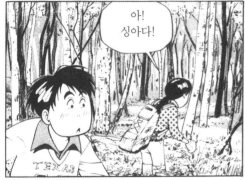

아! 싱아다!

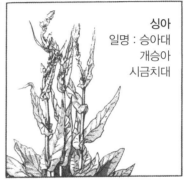

싱아
일명 : 승아대
개승아
시금치대

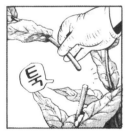

툭

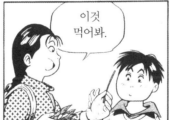

이것 먹어봐.

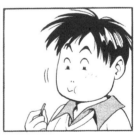

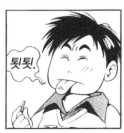

팃팃.

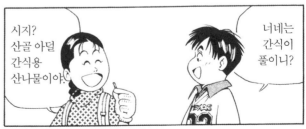

시지? 산골 아덜 간식용 산나물이야.

너네는 간식이 풀이니?

숙채소 섭취의 맛있는 시작

| 야채수프 |

사람은 무엇을 먹고 살까? 여러 가지 답이 나올 수 있지만 그 궁극적인 해답은 태양에너지다. 사람은 고기를 먹고, 고기는 풀을 먹고, 풀은 광합성 작용으로 탄수화물을 생성하는 것을 생각하면 쉽게 이해할 수 있다. 때문에 태양에너지를 탄수화물로 바꾸는 야채야말로 사람에겐 보물과 같은 먹을거리이며, 같은 이유로 한의학에서는 대부분의 약재가 초근목피로 이루어져 있다.

항암제 연구로 노벨 화학상 후보에 올랐던 일본의 마에다 히로시는 《최강의 야채수프》에서 '암을 예방하는 최고의 음식은 야채수프'라고 하면서 샐러드 같은 생生채소보다는 나물이나 수프 같은 숙熟채소가 좋은 이유로 다음 여섯 가지를 들고 있다.

1 채소의 유효 성분을 최대한 흡수할 수 있다. (식물 세포 파괴 → 유효 성분 녹아나옴 → 피토케미컬 등을 쉽게 흡수)

2 소화 효소를 저해하는 성분을 비활성화한다.

3 가열하면 유효 성분이 수프에 균일하게 녹아들어 항산화 효과가 높아진다.

4 식이 섬유가 녹아 면역력을 높이고, 장내 환경을 개선한다.

5 간염 바이러스, 병원성 대장균 O-157, 헬리코박터 균을 살균한다.

6 유해한 성분을 제거한다.

수십 년간 항암제와 암 예방법에 대한 마에다 히로시의 연구에서 말하는 암에 대한 야채수프의 효능은 다음과 같다.

첫째, 항산화 작용으로 암을 예방한다. 암은 정상 세포의 유전자가 활성산소의 공격으로 손상되면서 발생한다. 항산화 물질인 피토케미컬이 듬뿍 녹아든 야채수프는 항산화 작용이 뛰어나 유전자의 손상을 막고 암을 예방한다.

둘째, 활성산소를 제거하여 암을 억제한다. 암은 갑자기 생기는 것이 아니다. 하나의 싹에서 악성 종양이 되기까지는 세 가지 단계를 거치며 서서히 진행된다. 이 모든 단계에 활성산소가 관여한다. 야채수프의 항산화 물질은 모든 단계에서 활성산소를 제거하여 암을 억제한다.

셋째, 발암물질을 해독한다. 야채수프에 풍부한 피토케미컬은 몸속에 있는 해독 효소의 작용을 활성화시켜 발암물질의 해독, 배설을 돕는다. 야채수프에 들어 있는 식이 섬유의 효과도 빼놓을 수 없다. 식이 섬유는 장내 유익균과 유해균의 균형을 맞추어 대장을 건강하게 유지시킨다. 유익균은 음식의 소화, 흡수를 촉진하고 변을 잘 보게 하여 대장암을 예방한다. 특히 유익균 중에는 발암물질의 해독 기능을 지닌 균도 있다.

넷째, 면역력을 높인다. 암을 막는 것도 면역의 기능이다. 면역의 60퍼센트는 장腸이 담당한다. 야채에 풍부한 식이 섬유가 장내 환경을 정비하여 유익균이 활성화되면 장의 면역력이 높아진다.

다섯째, 암 치료의 부작용을 억제한다. 항암제 등 화학요법과 방사선 요법으로 암을 치료할 때 나타나는 부작용은 몸속에서 다량 발생하는 활성산소 때문이다. 활성산소가 암세포 외의 정상 세포까지 산화시켜 손상을 입히기 때문에 부작용이 나타나는 것이다. 따라서 암 치료를 받는 암 환자가 야채수프를 섭취하면 활성산소가 제거되어 암 치료의 부작용을 줄일 수 있다.

사실 필자가 야채수프에 대해 알게 된 것은 다테이시 가즈가 지은 《원본 야채수프 건강법》이란 책이었다. '야채수프는 만병에 든는다'는 말이 있을 정도여서 필자도 다른 사람들에게 보기를 권유했던 책이다. 앞에서 언급한 책과 다른 점이 있다면 야채수프의 종류가 한 가지로 정해져 있다는 점이다. 조리법은 다음과 같다.

재료 : 무 1/4개, 말린 무 잎 1/4개, 당근 1/2개, 우엉 1/4개, 말린 표고
   버섯 1개
① 재료를 껍질째 약간 크게 썬다.
② 야채보다 3배의 물을 유리 냄비에 붓는다.
③ 끓였으면 약한 불로 1시간 정도 더 끓인다.
④ 찌꺼기를 건져낸다.
＊ 보관도 유리병이나 유리그릇에 하는 것을 잊지 말아야 한다.

그런데 마에다 히로시는 수프에 들어갈 재료를 제철에 나는 야
채 중에서 골랐다. 가령 봄에는 양배추, 단호박, 당근, 양파를 합쳐서
200g, 미나리, 시금치를 합쳐서 100g, 물 900ml, 여름에는 양배추,
단호박, 당근, 양파를 합쳐서 100g, 토마토 200g(1개), 물 900ml, 가
을에는 양배추, 당근, 양파를 합쳐서 100g, 고구마, 연근, 우엉을 합
쳐서 200g, 물 900ml, 겨울에는 양배추, 당근, 양파를 합쳐서 100g,
무, 브로콜리를 합쳐서 200g, 올리브유 작은 술, 물 900ml이다.

히포크라테스의 특별한 수프

거의 모든 퇴행성 질환에 좋은 주요 음식으로써, 거슨 박사는 히포
크라테스의 특별한 수프를 권한다. 이 수프는 히포크라테스가 발명

것으로 점심과 저녁에 둘 다 먹는 것이다. 거슨 요법이 간을 깨끗하게 하는 데 초점이 맞추어져 있는 데 반하여, 히포크라테스 수프는 신장을 깨끗이 하는 데 도움을 준다. 특히 환자가 무염식에 익숙해진 후에, 이 특별한 수프는 모든 음식의 맛있는 시작이 될 수 있다. 히포크라테스의 특별한 수프는 야채의 껍질을 벗기지 않고 깨끗하게 씻어 사각형으로 잘라 물과 함께 두 시간 동안 요리하는 것이다. 음식 분쇄기에 갈아서 섬유질과 껍질만을 남게 하면 결과적으로 걸쭉한 크림수프를 얻을 수 있다. 수프는 냉장고에 보관하기 전에 식혀둔다. 이틀 분량 이상은 만들지 말아야 하며, 과잉으로 만들어 시간이 지나면 영양적 가치를 잃으므로 먹지 말아야 한다. 여기에 채소들의 양이 있다.

- 중간 크기 샐러리 뿌리 1개. 만약 샐러리 뿌리가 제철이 아니면 샐러리 3~4줄기로 대신한다.
- 파슬리 조금
- 토마토 230g (여름에는 좀 더 많이 사용)
- 중간 크기의 양파 2개
- 2개의 작은 리크 (만약 쓸 수 없다면 중간 크기 양파 2개로 대치)
- 마늘 몇 쪽
- 감자 450g

환자가 무염식에 익숙해질 때까지 생마늘을 갈아 이 수프에 넣어 쓸 수 있으며 야채나 샐러드에 넣을 수 있다. 마늘은 건강에 좋으므로 얼마든지 사용해도 좋다.

머튼 워커, 샬롯 거슨, 《거슨 테라피》, 서의석 옮김, 푸른물고기, 2009

17

된장

배추 된장국

재료	배추, 된장, 다진 마늘, 대파, 조개
1	다듬은 배추에 된장과 다진 마늘을 넣고 버무린다.
2	조개 육수에 배추를 넣고 끓인 후 배추가 익으면 파를 넣고 한소끔 끓인다.

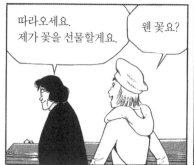

따라오세요.
제가 꽃을 선물할게요.

웬 꽃요?

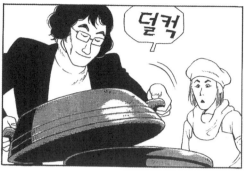

덜컥

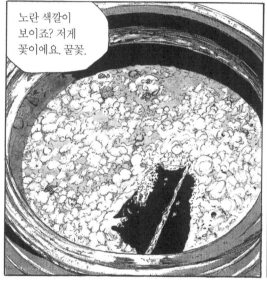

노란 색깔이
보이죠? 저게
꽃이에요. 꿀꽃.

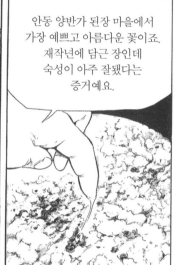

안동 양반가 된장 마을에서
가장 예쁘고 아름다운 꽃이죠.
재작년에 담근 장인데
숙성이 아주 잘됐다는
증거예요.

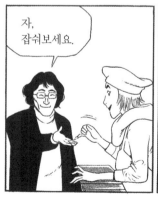

자,
잡숴보세요.

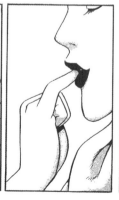

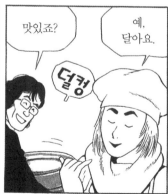

맛있죠?

예,
달아요.

덜컹

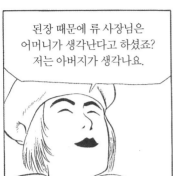된장 때문에 류 사장님은 어머니가 생각난다고 하셨죠? 저는 아버지가 생각나요.

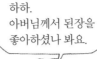하하. 아버님께서 된장을 좋아하셨나 봐요.

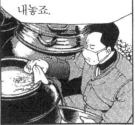봄에 담근 된장은 가을에 먹을 수 있지만 우린 2년 묵힌 된장만 시중에 내놓죠.

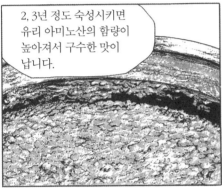2, 3년 정도 숙성시키면 유리 아미노산의 함량이 높아져서 구수한 맛이 납니다.

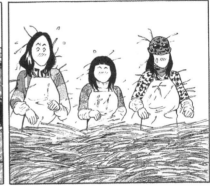

* 《몸에 좋은 된장요리 65》: 최승주. 리스컴.

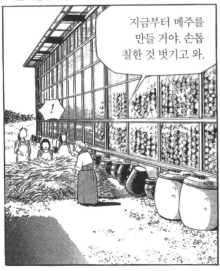지금부터 메주를 만들 거야. 손톱 칠한 것 벗기고 와.

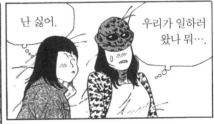난 싫어.

우리가 일하러 왔나 뭐….

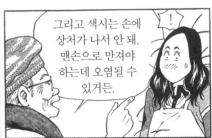그리고 색시는 손에 상처가 나서 안 돼. 맨손으로 만져야 하는데 오염될 수 있거든.

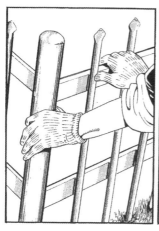

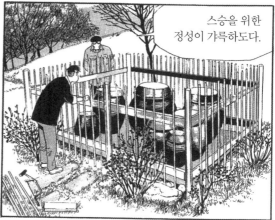

스승을 위한 정성이 갸륵하도다.

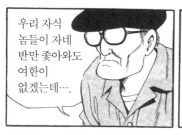

우리 자식 놈들이 자네 반만 좇아와도 여한이 없겠는데….

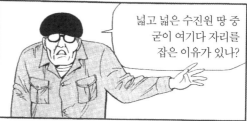

넓고 넓은 수진원 땅 중 굳이 여기다 자리를 잡은 이유가 있나?

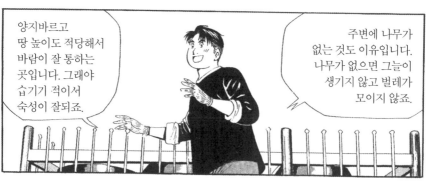

양지바르고 땅 높이도 적당해서 바람이 잘 통하는 곳입니다. 그래야 습기기 적어서 숙성이 잘되죠.

주변에 나무가 없는 것도 이유입니다. 나무가 없으면 그늘이 생기지 않고 벌레가 모이지 않죠.

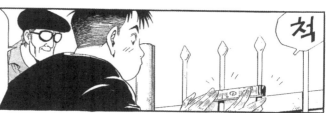

항아리도 햇볕을 고루 받게 하기 위해서 작은 항아리를 앞에 두었구만.

척

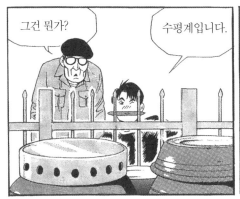

그건 뭔가?

수평계입니다.

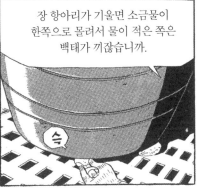

장 항아리가 기울면 소금물이 한쪽으로 몰려서 물이 적은 쪽은 백태가 끼잖습니까.

슥

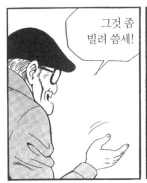

그것 좀 빌려 씀세!

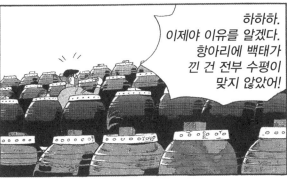

하하하. 이제야 이유를 알겠다. 항아리에 백태가 낀 건 전부 수평이 맞지 않았어!

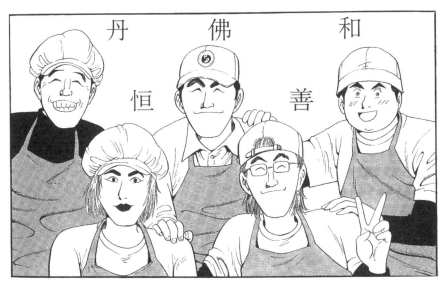

丹 佛 和

恒 善

최고의 항산화 식품

| 된장 |

《동의보감》을 보면 "장은 장이다. 여러 가지 음식과 함께 장을 잘 먹으면 오장이 편안하게 되기 때문에 옛날부터 성인들은 먹지 않을 수 없었다."라는 구절이 있다. 이 때문인지 모르겠지만 우리 음식 문화를 이야기할 때 반드시 거론되는 것은 간장, 된장, 고추장, 청구장과 같은 장류 식품이다. 장은 영양적인 면에서만 좋은 것이 아니다. 지금까지 확인된 것만으로도 항암, 항산화, 간 기능 개선 효과, 고혈압, 당뇨, 골다공증, 심장병, 뇌졸중뿐만 아니라 변비, 비만, 멜라닌 색소 침착 등의 개선 같은 여러 가지 효과들이 현대 과학으로 입증되고 있다.

실험 결과뿐이겠는가. 장의 항산화 효과는 집에서도 확인해볼 수 있다. 감자나 사과를 공기 중에 오래 놔두면 색깔이 갈색으로 변한다. 이를 전문 용어로 산화酸化라고 하는데, 한마디로 늙는 것이다. 이를 방지하려면 소금물에 담가 공기를 차단해야만 한다. 그렇다고 갈색으로 변한 감자나 사과 표면이 처음 상태로 되돌아오지는 않는다. 그러나 된장에서는 가능하다. 된장이 가득 담긴 항아리를 생각해보자. 항아리 표면에 있는 된장은 진한 갈색이다. 물론 된장 속을 뒤집으면 노란 된장이 나온다. 겉에 있는 된장과 속에 있는 노란 된장을 뒤집으면 겉으로 나온 된장은 곧 갈변이 되어 검어지고, 속으로 들어간 된장은 어느 정도 시간이 지나면 노랗게 된다. 이런 현상이 가능한 것은 된장 속에 산화를 방지하는 효소가 들어 있기 때문으로 보인다. 그저 갈변되지 않게 하는 산화 방지가 아니라, 이미 산화된 물질을 원 상태로 되돌려놓는 강력한 환원 작용이 이루어진다는 것이다. 그러므로 된장은 우리가 수시로 먹을 수 있는 최고의 항산화 식품이면서 환원 식품이다. 이 효과를 잘 누리기 위해서는 생된장을 먹는 것이 가장 좋다. 그러므로 보통 사람은 된장국이나 된장찌개 등으로 끓여서 먹지만, 몸이 좋지 않은 사람은 건강한 상태로 되돌아간다는 생각으로 생된장을 먹는 것이 좋다.

연구에 의하면 된장은 오래 발효된 된장(2년 이상)이 짧은 기간 발효된 된장보다 좋고 청국장, 일본 된장(미소와 낫토) 등 다른 콩 발효 식품보다 항암 효과가 높은 것으로 나와 있다. 된장의 항암 효과에는 원재료인 콩의 역할도 클 것이다. 하지만 이 콩으로 만든 메주의 표면에는 곰팡이가, 내부에는 세균이 발생하고, 메주를 소금물에 담가 놓는 순간부터는 효모의 활동이 시작된다. 이렇게 한 가지 미생물이 아니라 세 가지 미생물의 공동 작업으로 발효가 되는 된장이 단일 배양균을 이용한 일본 된장과 시중의 공장 된장들보다 3배 이상 항암과 혈전 용해 효과가 있다는 것은 당연한 결과이다. 때문에 된장을 콩의 집합체로 볼 것이 아니라 메주 띄우기, 장 담그기, 된장과 간장 가르기 등 모든 과정에서 같이 살았던 미생물들의 협동 작업 결과물로 보아야 할 것이다.

이는 《알콩달콩 우리 콩 이야기》에서도 주장한다.

"콩이 곰팡이와 만나면 맛과 영양이 진화한다. 발효 과정에서 콩에는 없던 비타민B, 비타민K, 폴리글루탐산, 고분자 핵산 같은 물질들이 생성된다. 비타민B1은 50퍼센트나 증가하는데, 피로 회복과 신경 안정에 도움이 된다. 에너지 대사율을 높이는 비타민B2는 세 배 가까이 증가하고, 빈혈을 예방하는 것으로 알려진 비타민B12는 새로 만들어진다."

콩을 주된 재료로 하는 된장이 일반 콩보다 항암 효과에 더욱 뛰어난 효과를 보이는 것은 콩이 발효되면서 더 많은 항암 물질이 생성되었기 때문이다.

식품학자 이한승은 그의 저서 《솔직한 식품》에서 이렇게 말했다.

"바이오제닉은 생물학적인 방법으로 생기는 물질이라는 뜻으로 '바이오제닉 아민'은 미생물의 발효 과정 중에 생기는 아민류의 물질을 말한다. 바이오제닉 아민이 세상에 알려진 것은 1967년 네덜란드에서 치즈를 먹고 두통과 고혈압 증상을 호소하는 사례가 보고되면서부터이다. 연구 결과, 바이오제닉 아민의 일종인 티라민이라는 물질이 그 원인임이 밝혀지면서 발효 과정에서 발생하는 유해 물질에 대한 연구가 가속화되었다. 바이오제닉 아민은 하나의 물질이 아니라 아민 그룹을 가진 다양한 종류의 질소 화합물을 통칭하는데 주로 단백질을 함유한 식품이 부패, 또는 발효되면서 생성된다. 콩 단백질이 많은 된장이나 우유 단백질이 많은 치즈, 그리고 어류의 발효 과정 중에 생성될 수 있다. 가장 잘 알려진 바이오제닉 아민은 히스타민이다. 히스타민은 우리 몸에서 혈액순환, 뇌의 신경 전달, 생체 방어 등 중요한 역할을 하는 동시에 가장 대표적인 알레르기 유발 물질이기도 하다. 그래서 알레르기 약은 대부분 항히스타민제이다. 또 어류의 히스타민은 섭취 시 식중독과 유사한 증상을 일으켜 어류의 부패 정도를 측정하는 지표가 되기도 한다. 흔히 하는 말로 고등어는 성질이 더러워서 잡히자마자 죽기 때문에 회로 먹기 어렵다고 하는데, 고등어는 히스타민의 전단계 물질인 히스티딘이 많고, 다른 어류에 비해 세균이 빨리 번식하기 때문에 히스타민으로 인한 구토, 설사, 복통 등을 일으키기 쉽다. 그래서 이를 고등어 중독증이라고도 한다. 바이오제닉 아민은 인체 위해 정도가 비교적 낮은 편이라, 다른 유해 물질에 비해 규제가 뒤늦게 이루어지기 시작했다. 식약처에서 '식품 중 비의도적 유해화학물질' 중 하나로 바이오제닉 아민을 선정해서 저감화 노력을 시작한 것이 2014년의 일이다. 바이오제닉 아민의 생성은 발효 방법에 달려있으므로 이를 최소화하기 위한 앞으로의 기술 개발이 필요한 실정이다."

장류 중 바이오제닉아민 저감화

1) 시판 장류 식품의 바이오제닉아민 함량 분석

시판 장류 식품을 수거하여 분석한 결과, 시험된 대부분의 시료는 BA(히스타민과 티라민)로부터 안전한 것으로 판단됨. 시험된 된장의 평균 histamine 함량은 346±274.8mg/kg이었으며, tyrmamine의 함량은 392±288.0mg/kg이었음. 또한 청국장의 경우 histamine은 9.2±36.0mg/kg이었으며, tyramine의 함량은 89.8±148.0mg/kg이었음. 한편, 간장에서는 histamine과 tyrmamine이 각각 20mg/kg, 50mg/kg 이하로 검출되었으며, 고추장에서는 histamine과 tyrmamine 모두 20mg/kg 이하 검출되었음.

2) BA 고생산 미생물의 분리 및 생산성의 확인

BA 고생산 균주들을 분리하여 실험 실적(in vitro) 생산능을 검토한 결과 기존에 보고된 Bscillus spp.가 아닌 Entrococcus. spp. 분리주의 생산성이 높은 것으로 확인하였음.

3) BA 고생산 미생물의 제어 및 BA 저감화 가능성 검토(in vitro)

황련, 오배자, 가자 등을 첨가했을 때 30% 이상의 BA 생산 저감화 효과가 있었음.

4) 재래식 된장에 적용하여 가능성 검토(in situ)

황련, 오배자, 가자 및 마늘을 재래식 된장 제조 중 띄우기 및 치대기 단계에서 1%, 2%, 3%씩 각각 첨가하여 4주간 띄우고 12주간 발효 숙성한 뒤 BA 함량을 비교해본 결과 오배자와 마늘을 첨가한 첨가구의 생산률이 대조구에 비하여 확연히 낮은 것으로 확인되었음.

황한준, 〈장류 중 바이오제닉아민 저감화〉, 식품의약품안전처, 2008

18

청국장

청국장 두부조림

재료	두부, 마늘, 어묵, 파, 양파, 청국장, 간장, 굴소스, 고춧가루, 참기름, 조청
1	간장과 굴소스, 고춧가루, 청국장을 섞어 양념장을 만든다.
2	두부를 기름에 구운 후 팬에 양파와 어묵을 넣는다.
3	양념장과 물을 1:1 비율로 넣는다.
4	양념이 끓으면 조청 한 스푼과 두부, 대파, 참기름을 넣고 졸인다.

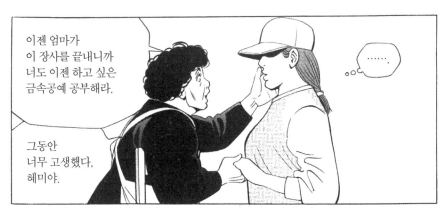

이젠 엄마가
이 장사를 끝내니까
너도 이젠 하고 싶은
금속공예 공부해라.

그동안
너무 고생했다,
혜미야.

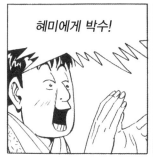

혜미에게 박수!

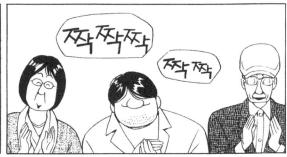

짝짝짝

짝짝

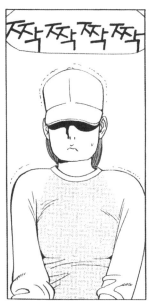

짝짝짝짝

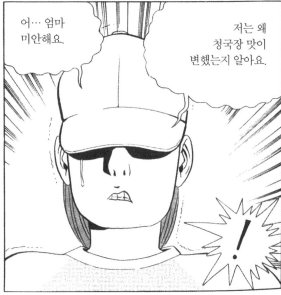

어… 엄마
미안해요.

저는 왜
청국장 맛이
변했는지 알아요.

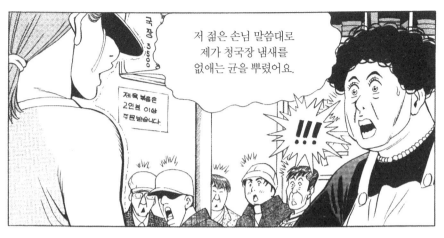

저 젊은 손님 말씀대로
제가 청국장 냄새를
없애는 균을 뿌렸어요.

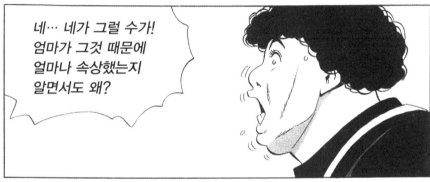

네… 네가 그럴 수가!
엄마가 그것 때문에
얼마나 속상했는지
알면서도 왜?

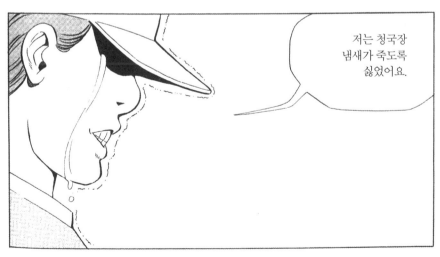

저는 청국장
냄새가 죽도록
싫었어요.

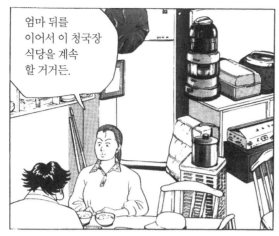

엄마 뒤를 이어서 이 청국장 식당을 계속 할 거거든.

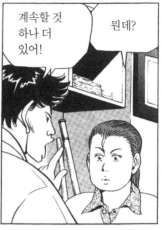

계속할 것 하나 더 있어!

뭔데?

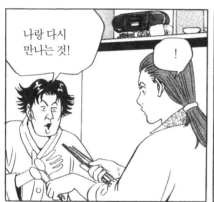

나랑 다시 만나는 것!

!

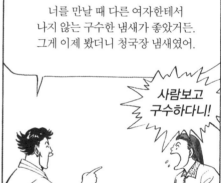

너를 만날 때 다른 여자한테서 나지 않는 구수한 냄새가 좋았거든. 그게 이제 봤더니 청국장 냄새였어.

사람보고 구수하다니!

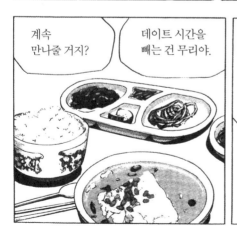

계속 만나줄 거지?

데이트 시간을 빼는 건 무리야.

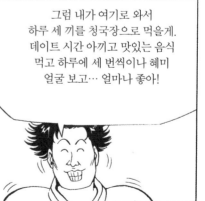

그럼 내가 여기로 와서 하루 세 끼를 청국장으로 먹을게. 데이트 시간 아끼고 맛있는 음식 먹고 하루에 세 번씩이나 혜미 얼굴 보고… 얼마나 좋아!

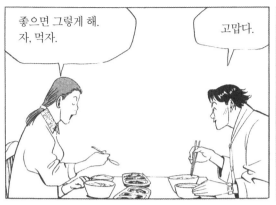

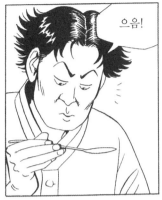

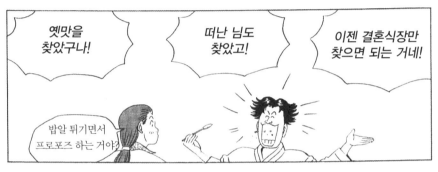

1766년 유중림에 의해 보강된 《증보산림경제(增補山林經濟)》에서 청국장을 이르기를, 햇콩 한 말을 가려 삶은 뒤 가마니 등에 재이고 온돌에서 3일간 띄워 끈적끈적한 실이 생기면 따로 콩 다섯 되를 볶아 껍질을 벗겨 가루 내고 이를 소금물에 혼합하여 절구에 찧는데, 때때로 맛을 보며 소금을 가감한다. 너무 짜면 다시 꺼내어 오이, 동아, 무 등을 사이에 넣고 입구를 봉하여 독을 묻어 일주일이 지나면 먹어도 된다고 했다!

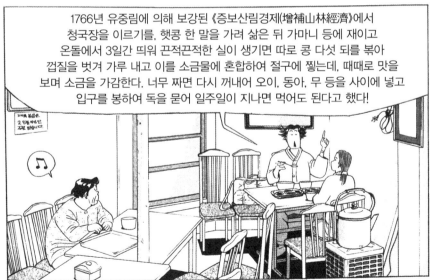

가장 신선한 장

| 청국장 |

청국장은 그 효능에 비해 대접을 받지 못하고 있는 음식이다. 흔히 냄새가 나는 싸구려 음식이라는 생각으로 청국장을 대하는 경우가 많다. 그러나 과연 그럴까? 청국장은 우리나라 전통 장 중에서 소금 함유량이 가장 적다. 장기 보존이 필요하지 않기 때문이다. 바꾸어 말하면 만든 지 2~3일 만에 먹을 수 있는 가장 신선한 장이라는 뜻이다. 청국장의 효능들을 현대 과학적으로 분석해보자. 다음은 '청국장 박사' 김한복 교수의 저서《청국장 다이어트 & 건강법》에 나온 청국장의 효능이다.

첫째, 장이 좋아진다. 장이 안 좋은 사람들이 가장 많이 찾는 것은 유산균이다. 우크라이나의 메치니코프는 건강하게 오래 사는 사람들이 많은 불가리아 사람들이 유산균을 많이 먹는다는 것을 발견했다. 그는 연구를 통하여 유산균을 꾸준히 먹으면 장내 유해균의 활동이 억제되고 독소의 발생이 줄어들기 때문에 오래 살 수 있다는 설을 제창하면서 1908년 노벨 생리의학상을 받았다. 그의 이름을 딴 유산균 제품도 있다.

그런데 유산균보다 장에 더 도움이 되는 균이 있으니, 바로 바실러스균이다. 바실러스균은 청국장의 주된 균이다. 유산균은 위장의 강한 산성에서 죽지만 바실러스균은 산성에서 잘 죽지 않는다. 장은 약간의 산소만 있을 뿐 대부분 공기가 없는 상태이다. 유산균은 혐기성이고 바실러스균은 호기성이다. 때문에 바실러스균이 장내의 산소를 빼앗으면 장은 혐기성이 되고 유산균의 성장에 적합한 환경이 된다. 한마디로 청국장은 유산균의 성장에도 도움이 된다.

	균수	장내 생존율
유산균 (1g당)	100만 개	30%
바실러스균 (1g당)	10억 개	70%

둘째, 중풍을 예방할 수 있다. 뇌졸중中風에 관심이 있다면 낫토에 들어 있는 낫토키나제에 대해 들어봤을지 모른다. 이 낫토키나제와 같은 성분이 청국장에도 들어 있다. 연세대학교 부총장을 지낸 유주현의 저서《나또와 청국장》에서 "나또와 청국장은 삶은 콩에 청국장균Basillus subtilis을 접종하여 배양 발효시킨 것으로 단백질이 풍부하고 된장과 함께 천 년이 넘게 애용되어온 우리나라와 일본의

전통 발효 식품이다.”라고 하였다. 주의할 점은 청국장은 완전히 끓여버리면 그 효과를 기대할 수 없기 때문에 조리가 다 끝난 후에 청국장을 넣어야 한다.

셋째, 고혈압을 예방한다. 이에 대한 실험으로 본태성 고혈압에 걸린 쥐를 선택해, 한쪽 그룹의 쥐에게는 쌀에 삶은 콩을 혼합한 것을 먹이고 또 다른 한쪽은 콩 대신 청국장을 먹였다. 실험 결과 삶은 콩을 먹인 쥐는 고혈압이 진행됐지만 청국장을 먹인 쥐들은 차츰 혈압이 내려가더니 약 한 달 후에는 정상 혈압을 유지했다.

넷째, 당뇨병을 예방한다. 청국장에는 섬유질이 5퍼센트 정도 들어 있어 당의 흡수가 서서히 일어날 수 있도록 도와준다. 또 트립신 억제제라는 물질이 있는데 이 물질이 췌장에 영향을 줘서 인슐린의 분비를 촉진시킨다. 당뇨병 환자의 인슐린을 증가시킴으로써 당뇨병의 치료에 도움을 주는 것이다.

다섯째, 치매를 예방한다. 청국장에 있는 레시틴이 분해되면 ‘콜린’이라는 물질이 생성되는데, 이 콜린이라는 물질이 치매 환자에게 부족한 ‘아세틸 콜린’이라는 신경 전달 물질의 양을 늘리는 데 중요한 역할을 한다.

여섯째, 항암 효과가 있다. 우리나라 사람들의 유방암이나 전립선암의 발병률은 미국인에 비해 아주 낮은데, 많은 학자들은 그 이유를 우리나라 사람들이 콩을 많이 먹기 때문이라고 본다. 콩을 발효시킨 청국장에는 ‘제니스테인’이라는 물질이 있는데, 이 물질은 암에 탁월한 효과를 보인다. 흰 쥐를 대상으로 한 실험에서 제니스테인이 발암물질에 노출된 비정상 세포가 악성 종양 세포로 진행하는 것을 억제하는 효능이 있다는 것이 밝혀졌다. 암은 세포의 유전자가 손상되는 단계와 세포 분열이 빨라지는 단계로 나누어지는데 제니스테인은 세포 분열이 빨라지는 것을 억제한다는 것이다. 제니스테인은 유방암을 비롯하여 결장암, 직장암, 위암, 폐암, 전립선암 등의 예방에 좋은 효과가 있다고 알려졌다. 그리고 청국장에 있는 사포닌이라는 물질 또한 암 예방에 큰 역할을 한다. 사포닌은 암의 발생 과정에서 생기는 DNA 부가물이 자라는 것을 억제하여 암 발생 촉진 인자를 감소시킨다.

일곱째, 피부가 좋아진다. 피부를 쭉 따라가면 장의 벽과 만날 수 있다. 때문에 장이 좋아지면 피부도 같이 좋아진다. 또한 청국장에는 피부에 좋은 비타민E와 비타민B군이 많이 들어 있다.

여덟째, 간의 기능이 개선되고 숙취 효과가 있다. 청국장에 있는 비타민B2가 알코올 분해를 촉진시켜 간의 기능을 개선하고, 풍부한 아미노산도 숙취 해소에 도움이 된다고 한다.

아홉째, 빈혈을 예방한다. 콩에는 비타민B12가 없다. 비타민B12는 오로지 고기에만 있는 것으로 알려졌는데 콩이 발효된 장이나 청국장에는 비타민B12가 있다는 것을 서울대 노화연구소장 박상철 교수가 처음으로 밝혔다. 채식을 하는 서구 사람들은 비타민B12를 꼭 보충제로 섭취해야 하지만 우리나라 채식인들은 장이나 청국장으로 빈혈을 예방할 수 있다.

열째, 골다공증을 예방한다. 청국장 100그램에는 칼슘이 217밀리그램이나 들어 있으므로, 청국장은 고칼슘 식품이라 할 수 있다. 칼슘은 양질의 단백질과 같이 섭취하면 그 흡수율이 월등히 상승하는데, 청국장에는 양질의 단백질도 풍부해 칼슘의 흡수율을 높인다. 또한 칼슘이 뼈에 흡수되어 구성 성분이 되기 위해서는 비타민K의 도움이 필요한데, 청국장에는 비타민K가 100그램당 무려 870밀리그램이나 들어 있어 뼈로 가는 칼슘의 흡수율을 매우 높여준다. 그밖에 청국장에 풍부한 제니스테인도 칼슘의 흡수율을 높여주는 것으로 밝혀졌다.

아무리 청국장이 뛰어난 음식이라지만 암을 예방하고 치료하는 것이 가능할까?

지금까지 밝혀진 과학적, 의학적 연구 결과는 긍정적 대답을 들려준다. 해답은 암을 유발하는 원인이 되는 돌연변이 세포를 죽이는 면역 세포의 활성화에서 찾을 수 있다. 우리 몸은 수많은 세포로 이루어져 있다. 세포는 우리가 살아 있는 동안 끊임없이 분열하고 재생된다. 그 와중에 적은 확률이긴 하지만 필연적으로 돌연변이 세포가 발생한다. 암은 이 돌연변이 세포가 변하여 만들어지는 것이다. 몸이 건강할 때에는 돌연변이 세포가 암으로 변하지 않는다. 면역 세포들이 돌연변이 세포를 찾아 죽이기 때문이다. 문제는 면역 세포들이 제 기능을 다하지 못할 때이다. 노화 등의 이유로 면역력이 약화되면 면역 세포들의 활동이 현저히 줄어들고 돌연변이 세포가 암으로 변한다. 청국장에 함유된 각종 항산화 물질은 돌연변이 세포가 암세포로 변하는 환경을 만들어주는 활성산소 등의 독소가 축적되는 것을 막는다. 또한 청국장의 노화 방지 물질은 노화로 인해 면역 체계가 무너지는 것을 방지하고 면역 세포의 생성 및 활성을 촉진한다.

그뿐인가? 청국장에는 각종 항암 물질이 포함되어 돌연변이 세포가 암세포로 변하는 것을 예방함과 동시에 이미 생성된 암세포를 제거하거나 암세포의 증식을 막는 활동을 한다. 따라서 청국장을 건강한 사람이 섭취하면 암의 발생을 방지하고, 암 환자가 섭취하면 암의 증식과 전이 및 재발을 막게 된다. 이러한 역할을 하는 청국장의 성분이 바로 면역력을 증가시키는 고분자 핵산인 DNA, 암발생 인자를 제거하는 사포닌, 암의 증식을 막는 트립신 억제제, 암을 유발하는 활성산소를 없애는 파이틱산 등이다. 그 밖에도 청국장은 수면을 유발하고 면역력을 강화시키는 멜라토닌의 분비를 촉진시키며 면역 체계의 젊음을 유지시키고 노화를 방지하는 비타민 E가 함유되어 있다. 강력한 항산화제, 항암제로서 기적을 일으키는 식품이란 명칭을 가지고 있는 셀레늄도 청국장에 함유되어 있어 암을 이기는 데 도움이 된다.

홍영재, 《청국장 100세 건강법》, 서울문화사, 2005

19

고주

고주 활용 방법

1   각종 야채, 피클, 초콩, 초란, 순두부, 두유 등에 활용할 수 있으며 커피에
     한두 방울 타면 색다른 매력을 느낄 수 있다.
2   살균 작용이 있어 생선회나 육회 같은 날것에 첨가하면 식감이 좋아진다.
3   꿀물 또는 야채와 과일 주스에 희석하면 우수한 식감과 깊은 맛을 느낄 수
     있다.

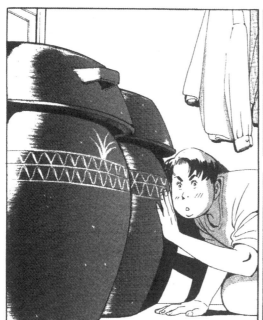

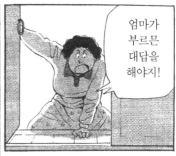
엄마가 부르믄 대답을 해야지!

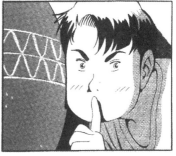

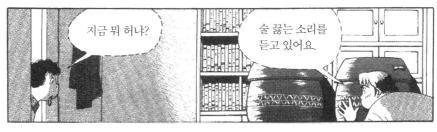
지금 뭐 허냐?

술 끓는 소리를 듣고 있어요.

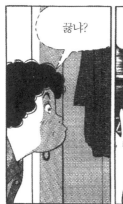
끓냐?

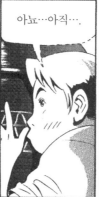
아뇨…아직….

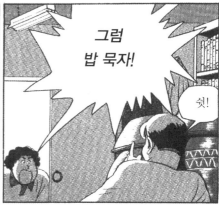
그럼 밥 묵자!

쉿!

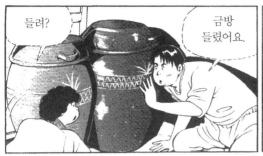

들려?

금방 들렸어요.

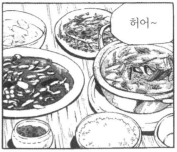

허어~

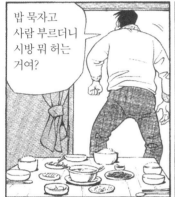

밥 묵자고 사람 부르더니 시방 뭐 허는 거여?

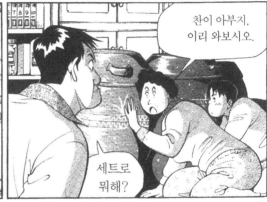

찬이 아부지, 이리 와보시오.

세트로 뭐해?

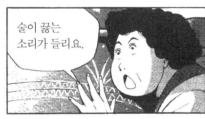

술이 끓는 소리가 들리요.

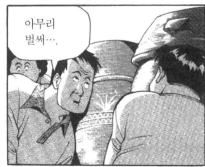

아무리 벌써….

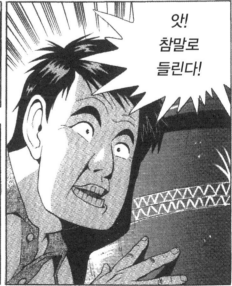

앗! 참말로 들린다!

특히 오늘의 하이라이트는
이 초된장이었어요!

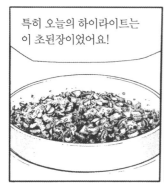

식초 맛이 특별한 것
같았는데.

그럼
그렇지!

막걸리
식초였습니다.

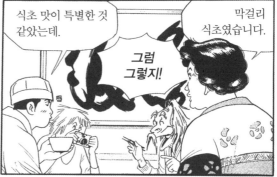

앞으로도 계속
막걸리 식초를
쓰면 손님이
줄을 설
겁니다.

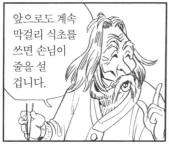

그건 불가능할 것
같습니다.

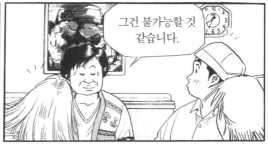

막걸리 식초를 만들려고
여러 번 시도했지만
옛날 아궁이하고 요즘
부엌하고 온도가 달라서
그런지 모두 실패하고
말았거든요.

저런!
그럼 오늘 쓴
막걸리 식초는
어디서 났어요?

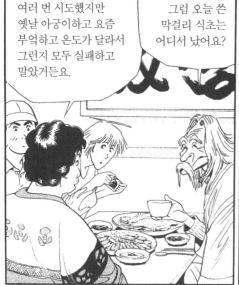

그건
특별히….

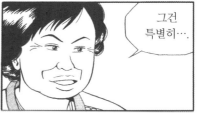

홍도 사는 분한테
부탁을 해서 석우가
가져온 겁니다.

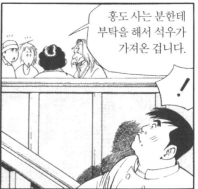

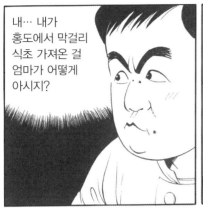

내… 내가 홍도에서 막걸리 식초 가져온 걸 엄마가 어떻게 아시지?

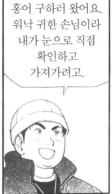

홍어 구하러 왔어요. 워낙 귀한 손님이라 내가 눈으로 직접 확인하고 가져가려고.

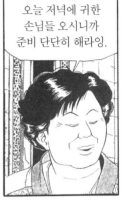

오늘 저녁에 귀한 손님들 오시니까 준비 단단히 해라잉.

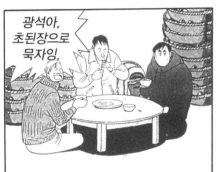

광석아, 초된장으로 묵자잉.

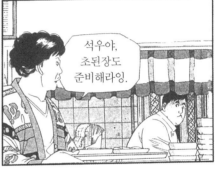

석우야, 초된장도 준비해라잉.

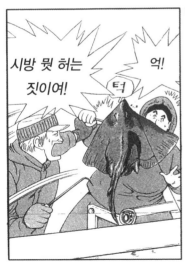

시방 뭣 허는 짓이여!

턱

억!

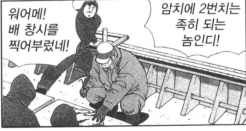

워어메! 배 창시를 찍어부렀네!

암치에 2번치는 족히 되는 놈인디!

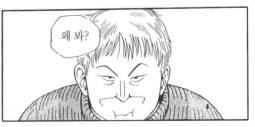

왜 봐?

최고의 양념

| 고주 |

고주古酒는 천연 식초를 말한다. 식초를 쓴맛이 나는 술苦酒이라고 하는데 술을 오래 놔두면 자연적으로 식초가 되기 때문에 식초를 오래된 술, 고주라고 해도 틀린 말은 아니다. 식초는 인류가 최초로 사용한 조미료이면서도, 오랜 세월 사람과 함께한 최고의 양념이다.

식초는 노벨 생리의학상의 소재가 세 번이나 되었다. 1945년 핀란드의 바르타네 박사는 우리가 먹는 음식물을 소화, 흡수하여 에너지를 만드는 것은 식초 속에 함유된 오기자로 초산이 주동적인 역할을 한다는 사실을 발견하여 노벨 생리의학상을 수상했다. 아무리 건강한 사람이라도 밥을 먹지 않고는 에너지를 만들어낼 수 없다. 식초는 강산성 환경인 위를 도와주어 음식물에 섞여 들어온 세균을 박멸한다. 음식물을 소화, 흡수하여 에너지로 만드는 최적의 장소는 장이다. 여기서도 식초는 유익균의 먹이가 되어줌으로써 장을 '천사의 작업실'이 되게 한다. 1953년 영국의 크레브스 박사와 미국의 리프만 박사는 식초를 마시면 2시간 안에 피로가 가시고 탁한 소변도 맑아진다는 사실을 발견하여 노벨 생리의학상을 받았다. 육체적이나 정신적으로 피로하면 젖산이라는 물질이 생긴다. 젖산이라는 피로 물질이 계속 쌓이면 병이 생기고 노화가 촉진되어 죽음을 앞당긴다. 식초를 마시면 젖산을 방지하는 구연산의 작용으로 병이나 노화가 억제된다는 것이다. 마지막으로 1964년 미국의 브룻호 박사와 독일의 리넨 박사가 식초 속에 함유된 초산 성분이 현대사회 질병의 원인인 스트레스를 해소하는 부신 피질 호르몬을 만들어준다는 사실을 발견하여 노벨 생리의학상을 받았다. 스트레스는 만병의 근원이다. 정도의 차이는 있겠지만 스트레스는 거의 대부분의 사람들이 가지고 있다. 인생이 고해苦海임이 뼈저리게 느껴질 때 식초를 마셔주면 부신 피질 호르몬이 생성되어 험한 바다를 잘 헤엄쳐나갈 수 있게 해준다.

식초는 술에서 나왔다. 때문에 술의 약효를 많이 가지고 있다. 한의학에서 말하는 술의 약효는 다음과 같다.

첫째, 몸이 따뜻해진다. 추울 때 독주 한 잔으로 몸이 훈훈해짐을 느껴본 사람이 많을 것이다.

둘째, 순환이 왕성해진다. 혈액순환이 촉진됨으로써 여러 가지 통증이 사라진다. 한의학에서는 '통즉불통 불통즉통痛即不通不通即痛'이라는 말이 있다. 통하면 아프지 않고 아픈 것은 통하지 않기 때문이라는 뜻인데 두통, 생리통 등 혈액순환이 잘되지 않아서 생기는 여러 가지 통증을 술을 통해 가볍게 할 수 있다.

셋째, 뭉친 근육을 풀어준다. 힘든 일을 하고 나서 막걸리를 한 잔 마시면 그날의 피로가 풀리는 느낌이 든다.

넷째, 스트레스를 푸는 데에 술을 빠트릴 수 없다. 발렌타인 위스키 20년산은 12년산보다 비싸다. 술을 비싼 돈을 주고서라도 먹는 이유는 사람마다 다르겠지만 사실은 한 가지 이유밖에 없다. 보통의 술보다 더 나은 효과가 있기 때문이다.

이제 식초의 효능을 알아보자.

첫째, 꾸준히 먹으면 몸이 따뜻해진다. 단지 체온만 올라가는 것이 아니다. 젊은이는 추위를 타지 않고 노인은 추위를 탄다. 때문에 따뜻해진다는 것은 곧 봄을 다시 찾는 것回春이다.

둘째, 혈액순환이 왕성해진다. 멍이 들었을 때도 식초를 통해 효험을 볼 수 있다. 여러 과학 잡지와 의학 잡지를 조사한 에밀리 대커는 '식초가 관절염과 골다 공증, 암을 막아주고 세균을 없애주며 가려움을 개선해줄 뿐만 아니라 화상 치료, 소화 촉진, 체중 조절, 기억력 향상 등에 도움을 준다는 사실을 알아냈다'고 하면서 그의 저서《식초서書》에서 "인류의 역사가 시작된 그 순간부터 우리 인류는 젊어지는 샘물에서 솟아나온다는 생명수를 찾아다녔다. 가장 보편적인 치유력을 지닌 식초야말로 생명수와 가장 비슷한 물질이 아닐까?"라고 했다.

셋째, 서커스 하는 사람들은 매일 식초를 마신다. 근육을 아이들처럼 부드럽게 하는 것도 목적이지만 그보다 더 큰 이유는 뼈를 탄력 있게 하기 위함이다.

식초는 술처럼 많이 마실 수 없다. 많으면 소주잔으로 하루 세 잔 정도이다. 더욱이 소화 기능이 약한 사람은 물에 희석해서 마셔야 한다. 여기에 꿀을 넣으면 먹기가 훨씬 편하다. 혹은 막걸리에 넣어 막걸리 식초를 만들어 마시는 방법도 있다. 만드는 방법은 다음과 같다.

막걸리 식초(식초 모균)

4L 분량 재료 : 전통 발효주 5병(1병 750㎖), 면보, 고무줄, 나무막대기

① 유리병은 뜨거운 물에 살짝 끓여 소독한 뒤 물기 없이 잘 말린다.
② 유리병에 막걸리를 붓고, 병 입구는 면보로 막고 고무줄로 고정한다.
③ ②를 28~30℃ 실온의 어두운 곳에 보관하고, 수시로 저어준다.
④ 1~2개월 뒤 막걸리가 맑게 분리되면 맑은 식초만 병에 담고 뚜껑을 달아 냉장 보관한다.

＊ 식초를 만들 때는 꼭 발효주라고 쓰여 있는 전통 막걸리를 사용해야 한다. 화학주는 효모가 없어서 식초가 만들어지지 않는다.
＊ 막걸리 식초의 입구를 뚜껑으로 막지 않고, 수시로 저어야 산소가 공급되어 부패하지 않고 맛있는 식초가 만들어진다.
＊ 막걸리 식초는 다른 발효 식초에 비해 온도가 높아야 발효된다.

－ 황미선, 《건강 항암 밥상》, 넥서스BOOKS, 2013

20

꿀

꿀마늘

1   마늘의 껍질을 제거한 후 찜기에 10분 정도 찐다.

2   한 김 식히고 난 뒤 소독된 병에 담는다.

3   마늘이 담긴 병에 꿀을 가득 채워 넣은 뒤 실온에 하루 두었다가 냉장 보
관한다.

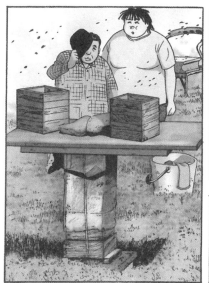

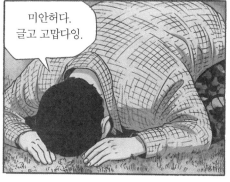

미안허다.
글고 고맙다잉.

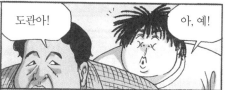

도관아!

아, 예!

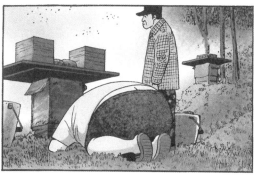

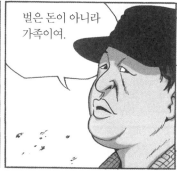

벌은 돈이 아니라
가족이여.

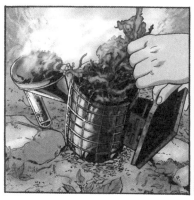

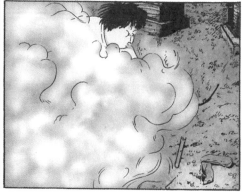

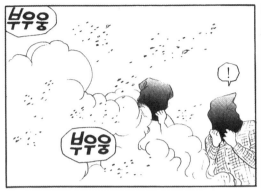

부우웅

부우웅

!

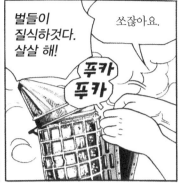

벌들이 질식하것다. 살살 해!

쏘잖아요.

푸카 푸카

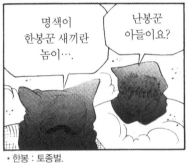

명색이 한봉꾼 새끼란 놈이….

난봉꾼 아들이요?

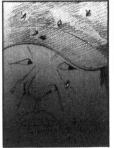

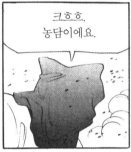

크흐흐. 농담이에요.

* 한봉 : 토종벌.

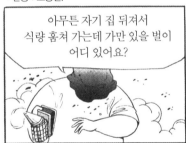

아무튼 자기 집 뒤져서 식량 훔쳐 가는데 가만 있을 벌이 어디 있어요?

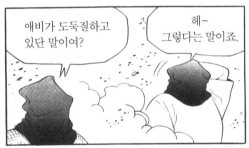

애비가 도둑질하고 있단 말이여?

헤~ 그렇다는 말이죠.

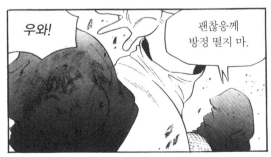

우와!

괜찮응께 방정 떨지 마.

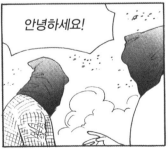

안녕하세요!

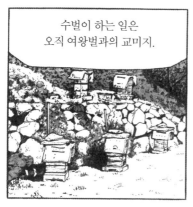

수벌이 하는 일은
오직 여왕벌과의 교미지.

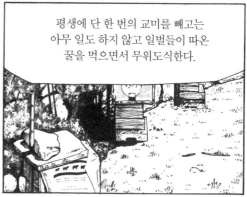

평생에 단 한 번의 교미를 빼고는
아무 일도 하지 않고 일벌들이 따온
꿀을 먹으면서 무위도식한다.

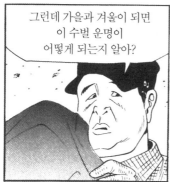

그런데 가을과 겨울이 되면
이 수벌 운명이
어떻게 되는지 알아?

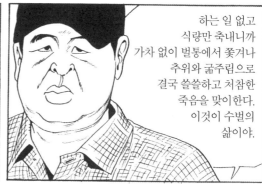

하는 일 없고
식량만 축내니까
가차 없이 벌통에서 쫓겨나
추위와 굶주림으로
결국 쓸쓸하고 처참한
죽음을 맞이한다.
이것이 수벌의
삶이야.

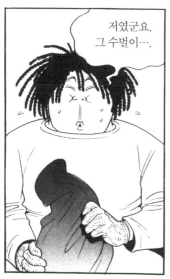

저였군요.
그 수벌이….

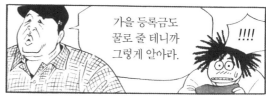

가을 등록금도
꿀로 줄 테니까
그렇게 알아라.

!!!!

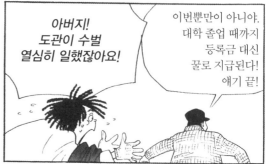

아버지!
도관이 수벌
열심히 일했잖아요!

이번뿐만이 아니야.
대학 졸업 때까지
등록금 대신
꿀로 지급된다!
얘기 끝!

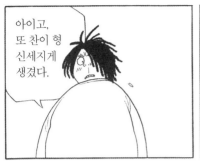

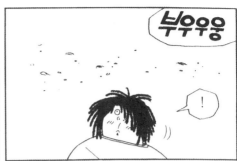

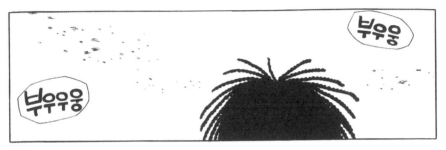

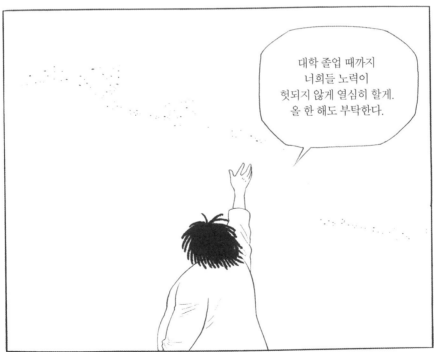

꿀벌이 주는 최고의 선물

| 꿀 |

익히 알고 있듯이 꿀벌은 꿀과 화분, 그리고 로열젤리라는 선물을 인간에게 천연 상태로 공급하고 있다. 꿀은 꿀벌이 꿀주머니에 수집하여 온 꽃꿀을 벌집에 옮겨 수분을 증발, 농축시키고 효소와 산을 첨가한 후 저장한 꿀벌의 식량이다. 당연히 자당 성분만 있는 꽃꿀에 비해 과당, 포도당, 비타민, 무기질, 식물성 색소 및 효소 등이 풍부하게 들어 있는 건강식품일 수밖에 없다.

화분은 벌들이 꽃에서 꽃꿀을 수집하면서 수술의 꽃가루주머니에 있는 미세한 입자들을 꿀과 침을 섞어 큰 입자로 만들어 모은 것으로 벌들의 생장에 필수적인 영양을 함유하고 있다. 우리가 일상적으로 쓰는 스태미나stamina라는 말이 라틴어로 화분(꽃가루)을 의미하는 스타맨stamen에서 나왔다. 꿀벌은 이 화분으로 생명을 유지하며, 꿀과 로열젤리도 모두 화분에서 생성된다.

여왕벌의 먹이로 알고 있는 로열젤리는 꿀과 화분을 생후 10일된 일벌들이 섭취하여 만든 것이다. 로열젤리에는 암세포 성장을 억제하는 10-DHA가 상당량 포함되어 있다. 그래도 그중 최고의 선물은 천연 항생제인 프로폴리스이다. 프로폴리스는 벌의 식량이 아니고 벌집을 깨끗하게 유지하게 하는 물질이다. 우리가 열심히 손을 씻는 것처럼 벌도 4,200만 년 동안 살아오면서 외부로부터 침입하는 세균이나 바이러스, 그리고 박테리아 등을 방어하는 기전이 필요했을 것이다. 이때 만든 것이 프로폴리스인데 4~5만 마리의 벌집에서 4~50그램 정도밖에 나오지 않는다고 한다. 이런 목적으로 만들어지기 때문에 사람에게도 같은 효과가 있다.

다음은 프로폴리스에 관한 여러 전문 서적에서 주장하는 프로폴리스의 효능이다.

첫째, 항균 및 살균 작용이다. 상처가 곪거나 음식물이 썩는 것을 방지하는 프로폴리스의 항균 및 살균 작용은 많이 알려져 있다. 그 작용이 미치는 범위는 대단히 넓으며 박테리아 살균에 대해서도 그 효과가 인정되었다. 항생 물질로 퇴치가 어려운 노란색 포도구균이 원인이 되어 발생하는 MRSA 원내 감염의 예방과 치료에 도움이 되며, 바이러스가 원인이 되는 B형, C형 간염에도 치유 개선 효과가 있다.

둘째, 진통 작용이다. 환부에 프로폴리스액을 바르면 진통에 큰 효과가 있다. 말기 암 환자들은 모르핀을 대량으로 쓰지 않으면 견

디기 어렵다고 한다. 이럴 때 천연 물질인 프로폴리스를 같이 투여하는 것도 고려해볼 만하다.

셋째, 항염증 작용이다. 천연 항생제인 프로폴리스는 구내염, 위염, 장염, 방광염뿐만 아니라 화상, 노인들의 기관지염과 폐렴, 어린아이의 아토피 증상 등의 염증을 억제할 수 있다. 구 소련의 방사선 연구자는 '프로폴리스를 배합한 연고를 방사선에 의한 궤양성 염증이나 화상 등에 발랐더니, 상처도 남기지 않고 치료할 수 있었다'고 보고하였다.

넷째, 면역 활성화 작용이다. 우리들의 몸속에서는 '백혈구'와 '마크로퍼지'라 불리는 세포가 병원체와 싸우며 저항 시스템을 만들어낸다. 프로폴리스는 이들의 작용과 BRM을 만들어내는 작용을 활성화함으로써 몸이 가지는 저항력을 증강하는 작용을 한다.

다섯째, 세포 활성 및 재생 작용이다. 크게 벌어진 상처가 아물어가는 과정을 상상해보자. 상처 부위는 처음에 안에서부터 살이 돋아나와 차차 아물어가고, 얼마 후에는 표면에 얇은 피부가 생긴다. 이 과정을 세포 기준에서 보면 치음에 돋아나오는 살은 증식을 활발히 하고 있는 육아 세포인 것이며, 이 육아 세포가 시간의 경과에 따라 본래의 조직 세포로 바꾸어지면서 상처는 흔적도 없이 완치된다. 이 과정이 순조롭게 되면 피부는 흔적도 없이 좋아지는데, 그렇지 않으면 흉터가 생긴다. 프로폴리스는 세포의 활동을 활성화하는 힘이 있기 때문에 상처가 흉터 없이 치유된다.

여섯째, 조혈 작용이다. 프로폴리스는 세포의 활성화를 촉진하는 효과가 있는데, 그 작용은 정상적인 혈액 제조 공장인 골수의 세포에도 영향을 미친다. 혈액 제조에 필요한 미량의 원소를 공급하며, 적혈구와 백혈구, 임파구 등의 세포를 활성화하는 데도 기여하기 때문에 프로폴리스는 혈액 이상으로 인한 병에도 좋은 효과를 볼 수 있다.

일곱째, 혈관 강화, 혈행 개선 작용이다. 지금까지 동맥경화는 콜레스테롤 등의 지방질이 동맥 내부 세포벽에 부착됨으로써 생기는 것으로 생각되었다. 그러나 최근의 연구에서는 산화력이 극도로 강한 활성산소 때문이라는 것이 알려졌다. 프로폴리스는 항산화 작용을 일으키며 활성산소에 대항하여 동맥경화가 악화되는 것을 억제함과 동시에 혈관 자체를 부드럽고 튼튼하게 해준다.

여덟째, 살암殺癌 작용이다. 프로폴리스에 암세포를 죽이는 작용을 하는 성분이 들어 있다는 것은 과학적으로 입증되어 있다. 특히 그 성분은 세포가 분열되고 증식하는 때에만 작용한다는 보고가 있는데, 그것은 활발한 증식을 되풀이하는 암세포에 대해서만 작용을 하고, 다른 정상적인 세포에 대한 영향은 아주 적다는 것을 의미한다.

아홉째, 항암제의 부작용을 경감하는 작용이다. 항암제와 프로폴리스를 병용하였더니 당연히 있어야 할 부작용이 가볍게 일어났다는 체험담을 많이 들었다. 이런 부작용 경감 작용은 프로폴리스가 가지는 진통 작용과 세포 활성화 작용, 조혈 작용 등이 함께 일어나서 전신 상태가 개선된 것으로 생각된다.

열째, 유전자 손상을 막는 작용이다. 일반적으로 암의 원인으로 꼽히는 것은 담배, 식품 첨가물 등에 포함되어 있는 발암물질과 활성산소, 방사선과 환경오염의 영향, 약해藥害, 스트레스 등으로 모두 유전자에 상처를 입힌다. 프로폴리스는 활성산소 등 유전자에 나쁜 영향을 주는 물질이 생기는 것을 억제함과 동시에 세포를 강화하여 이러한 물질들의 영향을 최소화하는 작용이 있다.

프로폴리스를 이용한 항암제 개발 가능성

여러 가지 화학합성 항암제가 임상에서 사용되고 있으나 심각한 부작용을 보이고 있다. 그러므로 부작용의 문제점을 개선하기 위해서 우리 식생활에서 상용되는 식품 또는 전통적으로 상용되어온 자연 산물로부터 항암성 성분을 규명하는 것은 항암제 개발에 있어 매우 바람직한 일면이라 하겠다. 이러한 연구의 연장으로 다양한 효능을 가진 것으로 알려진 자연 산물인 프로폴리스의 인체 암세포에 대한 항암성을 확인하고자 하였다. 이제까지 프로폴리스의 항암성 연구에서는 생쥐의 피부암세포에서 대해 암세포 증식 억제 효과가 있는 것으로 보고되었는데, 본 연구에서는 한 단계 더 나아가 인체의 간암세포(HepG2)와 결장암세포(HT-29)를 대상으로 프로폴리스의 항암성을 연구함으로써 이를 토대로 새로운 항암제 개발의 기초 자료를 확보하고, 식품 산업에서 항암 효과를 보이는 기능성 식품으로의 응용 가능성을 제시하고자 하였다. 결론적으로 인체 결장암세포인 HT-29 및 인체 간암세포인 HepG2의 증식에 미치는 영향을 in vitro에서 확인하였다. 그 결과 프로폴리스는 HT-29 및 HepG2 암세포의 증식을 효과적으로 억제 및 사멸시키는 현상을 보였다. 프로폴리스를 HT-29와 HepG2에 첨가 배양 시 세포 수가 현저히 감소되었고 세포의 모양도 변형, 위축되었으며, 암세포의 크기 분포가 현저히 감소되는 세포 조직학적 현상을 관찰할 수 있었다. 프로폴리스는 세포주기 중 G1단계에서 S단계로의 진행을 지체시킴으로써 암세포의 증식을 억제하는 것으로 나타났다.

이현수, 이지영, 김동청, 인만진, 황우익,
〈Propolis의 인체 암세포 증식억제 효과에 대한 in Vitro 연구〉, 한국영양학회,
2000

21

물

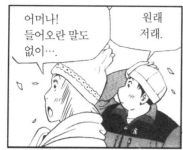

어머나!
들어오란 말도
없이…

원래
저래.

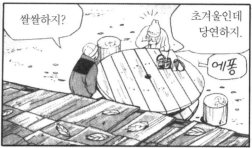

쌀쌀하지?

초겨울인데
당연하지.

에퐁

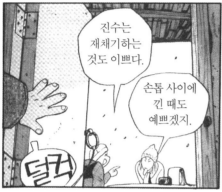

진수는
재채기하는
것도 이쁘다.

손톱 사이에
낀 때도
예쁘겠지.

덜컥

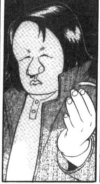

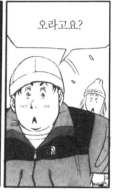

오라고요?

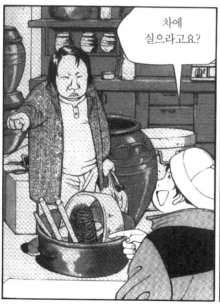

차에
실으라고요?

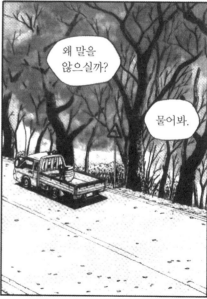

왜 말을
않으실까?

물어봐.

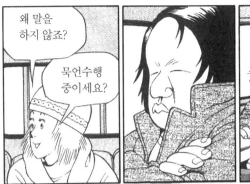

왜 말을
하지 않죠?

묵언수행
중이세요?

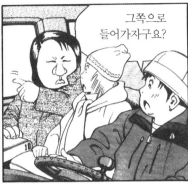

그쪽으로
들어가자구요?

* 묵언수행(默言修行) : 말을 하지 않고 정진하는 것. 스님들의 수행 방법 중 하나.

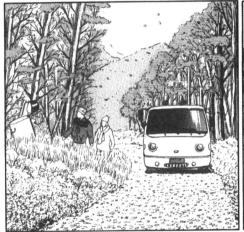

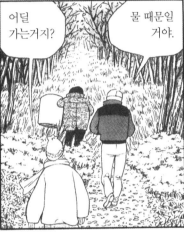

어딜
가는거지?

물 때문일
거야.

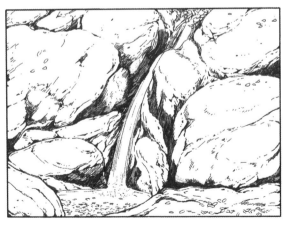

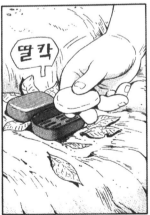

딸칵

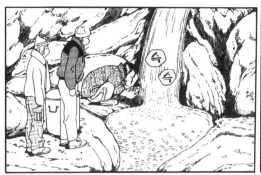

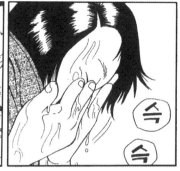

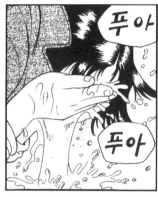

어머나 별꼴이야.
자기 세수하는 데
우리를 끌고 왔어?

가만!

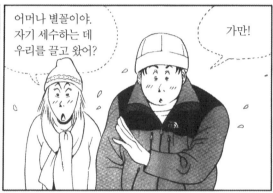

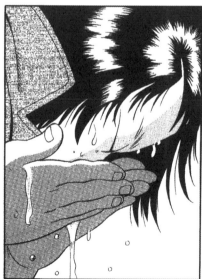

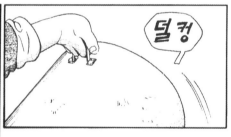

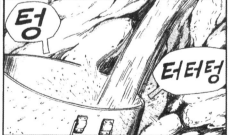

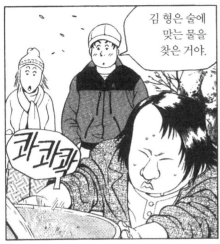

김 형은 술에 맞는 물을 찾은 거야.

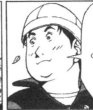

비누로 얼굴을 씻을 때 어떤 때는 부드럽고, 어떤 때는 손바닥이 걸릴 정도로 셀 때가 있지?

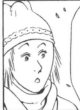

그걸 연수(軟水)와 경수(硬水)라고 하는데 물에 들어 있는 마그네슘이나 칼슘의 함량을 재서 함량이 높으면 경수, 낮으면 연수로 구별해.

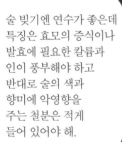

술 빚기엔 연수가 좋은데 특징은 효모의 증식이나 발효에 필요한 칼륨과 인이 풍부해야 하고 반대로 술의 색과 향미에 악영향을 주는 철분은 적게 들어 있어야 해.

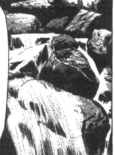

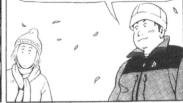

하지만 이런 성분이 매번 일정할 수 없기 때문에 탕수를 쓰는 것이 안전하지.

* 탕수(湯水) : 끓인 물.

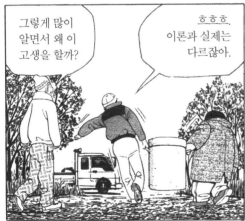

그렇게 많이 알면서 왜 이 고생을 할까?

ㅎㅎㅎ. 이론과 실제는 다르잖아.

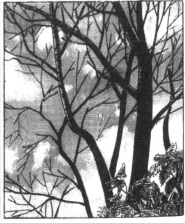

만물의 근본

| 물 |

물은 고대 그리스어로 'Arche'인데 '만물의 어머니'라는 뜻이다. 《관자》 수지편水地篇에는 '만물의 근본이며 모든 생명의 종실宗室이다'라는 표현이 있다. 물을 만물의 근본이며 어머니로 보는 것은 동서양이 동일하게 주장하고 있다는 것을 알 수 있는데 그만큼 물이 소중하다는 뜻일 것이다.

1970년대 한국인의 평균 수명은 남자 58.6세, 여자 65.5세였다. 이후 평균 수명은 꾸준히 늘어 2011년 남자 77.6세, 여자 84.4세가 되었다. 그런데 왜 이렇게 수명이 늘어난 것일까? 그 원인에는 우리가 마시는 식수가 깨끗해졌기 때문이라는 주장도 있다.

이러한 주장들은 물은 소중한 것이며 오래 살기 위해선 물을 잘 선택해야 함을 말하고 있다. 허준 선생도 '하늘이 사람을 낸 후 물과 곡식으로 기르니, 물이 사람에게 있어 얼마나 귀중한 것인가?'라고 하면서《동의보감》에 33종류의 물을 제시하고 있다. 그중 두 가지 물에 대해서만 살펴보기로 하자.

첫째, 정화수井華水이다. 우물에서 새벽에 길은 물인 정화수에는 천일진정天一眞情의 기가 수면에 떠서 맺혀 있다. 맑은 것을 좋아하는 선비들이 매일 이 물을 길어 봄의 차 싹을 달이는데 머리와 눈을 맑게 하는 데 가장 좋았다고 한다. 그 성미는 바로 다음에 나오는 눈 녹은 물과 같다.

둘째, 납설수臘雪水이다. 납설수는 매우 찬물이다. 비가 내리면서 한기를 만나면 얼어서 눈이 된다. 눈꽃의 결정체는 육각형이므로 육일六一의 정기를 받은 것이다. 모든 과실을 저장하는 데에 좋다. 그러나 봄눈에는 벌레가 있으니 쓰지 말아야 한다.

그런데 이 눈(얼음) 녹은 물에 대한 엄청난 효과가 북극 지방을 연구하는 학자들에 의해 밝혀졌다. 얼음이 갓 녹은 물에서 플랑크톤이 비정상적으로 증식하고 있는 것을 발견한 것이다. 실제로 조사해보니 얼음이나 눈이 녹은 물은 농작물의 수확량을 1.5배에서 두 배까지 늘렸다. 또한 어린 닭의 성장이나 닭의 산란율, 소젖의 양도 늘린다는 것을 알아냈다. 이렇게 눈 녹은 물로 과실을 저장하면 상하지 않고, 농작물의 양이 두 배로 늘어나고, 사람이 먹으면 늙지 않는다는 것을 과학적으로 밝힌 사람이 있다. 한국이 낳은 세계적 물 박사 고故 전무식 박사다. 이름은 귀에 낯설지 모르나 '육각수 이론' 하면 생각나는 사람이 많을 것이다.

분자론적 물 환경학설에 따르면 액체 상태인 물속에는 물 분자 하나하나가 단독으로 존재하지 않는다. 육각이나 오각으로 된 고리 구조로 구성된 물 분자끼리 서로 손을 맞잡고 있다는 것이다. 이때 물 분자는 수소 결합에 의한 그룹이 되어 육각수 또는 오각수라는 구조를 갖는 '순간이 있을 뿐'이라는 것이 중요하다. 왜냐하면 육각수나 오각수의 수명은 일천 억 분의 일 초에 지나지 않기 때문이다. 아무리 좋은 관찰 기구를 이용한다 하더라도 인간의 눈으로는 관찰할 수가 없다. 육각수, 오각수를 결정짓는 것은 온도. 그러나 물 전체를 관찰하면 어느 순간에 육각수가 존재하는지 비율로 알 수 있다. 섭씨 10도에서는 전체의 22퍼센트, 0도에서는 26퍼센트가 육각수였으며, 온도가 더 내려가면 육각수가 많아지고 과냉각 상태인 -40도에서 -30도 사이에서는 100퍼센트가 육각수이다. 간혹 육각수를 마셨는데, 몸 안에 들어가서 온도가 높아지면 아무 의미가 없지 않느냐고 반문하는 사람이 있다. 전무식 박사의 설명은 이렇다. "물은 물이 지닌 이상성으로 인해 설명하기 힘든 기억력을 가지고 있다. 육각수가 몸속에 들어가 온도가 높아지면 잠시 오가수로 변해 구조가 깨어졌다가도 원래의 분자 형태인 육각형의 고리 모양이 되어 세포 주위에 고착되는 기억력을 갖고 있다."

장수촌 사람들이 오래 살 수 있는 것은 생활환경이 좋기 때문이라고 한다. 식생활을 비롯한 자연환경이 다른 곳에 비해 사람이 살기에 보다 적합하기 때문에 장수를 누리고 있다는 것이다. 히말라야 같은 고지대나 러시아처럼 찬 공기에 둘러싸인 지역의 물은 맑고 차가운 것이 특징이다. 육각수의 비중이 큰 찬물이 흔하다는 말이다. 육각수는 눈이 녹은 물에 제일 많고 찬물에도 비율이 높다. 이런 물을 마시고 살기 때문에 그들이 오래 살 수 있는 것이 아닌가 하는 추측을 해본다.

물푸레 출판사에서 펴낸《전무식 교수와 물 이야기》에는 암 치료법에 대한 부분도 있다.

"전무식 박사의 이론에 따라 현재까지 제시된 세 가지의 암 치료 방법이 학계에서 광범위하게 논의되고 있다. 암 주위의 온도를 초저온이 되게 하는 방법이 첫 번째 암 치료 방법으로 제시되었다. 두 번째 방법으로는 이온화한 원소를 투입한 물을 사용하는 방법이다. 그리고 세 번째의 치료 방법으로는 자화磁化한 물을 사용하는 방법이다. 이 세 가지 방법은 육각수를 좀 더 많이 생체에 공급하기 위해 생각해낸 치료법들이다."

정화수 대신 육각수(얼음 녹인 물)를 만드는 방법은 다음과 같다.

1 평평한 용기에 수돗물을 담는다.
2 냉동실에서 반만 얼린다.
3 얼음을 깨고 얼지 않는 물을 버린다. 얼지 않는 물에는 염소나 트리할로메탄 같은 불순물이 들어 있다.
4 용기에 남아 있는 얇고 투명한 얼음을 녹인다.

그러나 이렇게 만든 물을 너무 많이 먹어서는 안 된다.

그 이유는 이시하라 유미가 지은《내 몸 독소 해독법》에서 알아
보자.

　"아무리 물을 많이 마시더라도 혈액 속을 그대로 지나갈 뿐, 잉여
물이나 노폐물을 씻어내는 것이 아니다. 무엇보다도 혈액 속에 다
량의 수분이 들어오면 혈액의 농도가 옅어지는 것이 아니라 일정한
농도를 유지하기 위해 생체 항상성 기능이 작동하면서 과도한 수분
을 혈관 밖으로 배출시킨다. 그리고 이렇게 배출된 수분은 부종이
된다. 또한 혈액은 당분이나 지질, 단백질 등에 의하여 일정한 점성
이 유지된다. 따라서 부상을 당했을 때 혈액을 재빨리 응고시켜 지
혈을 할 수 있는 것이다. 즉, 혈액은 어느 정도 끈끈한 정도가 유지
되어야 한다. 이를 잘 설명하는 것이 네프로제라는 질병이다. 이것
은 혈액 속의 단백질이 신장에서 배설되는 질병인데, 이로 인해 혈
액 속의 점성이 줄어들면 몸은 이를 보호하려고 콜레스테롤을 늘린
다. 이 역시 혈액을 일정한 점성으로 유지하려고 하는 생체 항상성
기능인 것이다. 마찬가지로 혈액 속의 수분이 많아지면 점성을 유
지하기 위해 콜레스테롤 수치가 높아지게 된다. 이때 서양의학에서
는 억지로 콜레스테롤 수치를 낮추는 치료를 해버린다. 이와 같이
생각하면 체내에 수분이 많은 사람은 혈액의 점성을 유지하기 위해
콜레스테롤 수치가 높은 경향이 있다고 할 수 있다. 따라서 이런 상
태에서 물을 많이 마시면 콜레스테롤 수치를 더욱 더 높게 되므
로 역효과가 날 수 있다."

수분이 많은 음식을 먹어라

　자연주의자 헬렌 니어링에 대해 아시는가? 그녀는 일주일에 겨우 한두 잔의 물을 마셨다고 했다. 매일 신선한 야채와 과일을 충분히 먹기 때문에 물을 마실 필요가 없다고 했다. 그녀의 남편 스코트 니어링은 죽기 한 달 전까지 장작을 팼다. 그는 100세 가까운 나이에 병원이 아닌 자신의 시골집에서 조용하고 평화로운 죽음을 맞이했다. 헬렌 니어링은 아흔이 넘은 나이에도 왕성한 집필 활동을 했다.

하비 다이아몬드, 《다이어트 불변의 법칙》, 강신원 옮김, 사이몬북스, 2016

22/

양기

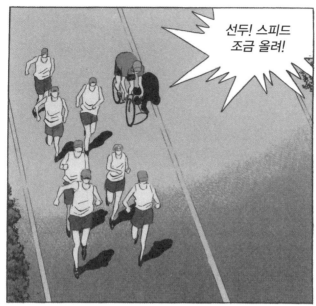

선두! 스피드
조금 올려!

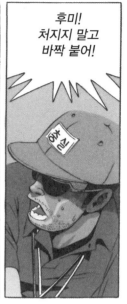

후미!
처지지 말고
바짝 붙어!

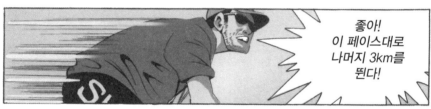

좋아!
이 페이스대로
나머지 3km를
뛴다!

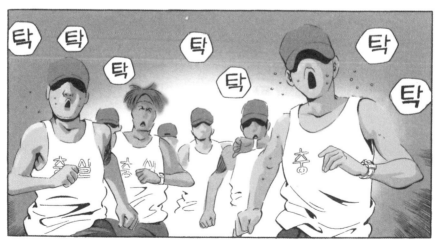

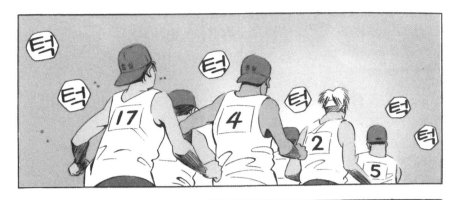

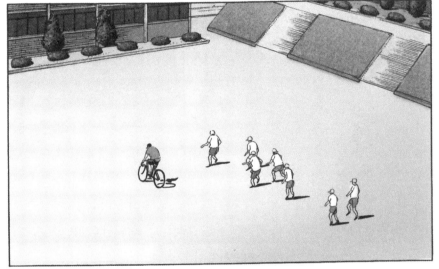

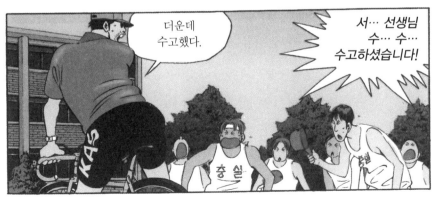

비타민D의 근원

| 양기 |

양기陽氣는 곧 햇빛의 기운을 의미한다. 현대 의학에서는 햇빛의 기운으로 몸 안의 비타민D(햇빛 비타민)가 생성된다고 한다. 그렇다면 태양이 존재했던 아주 오랜 옛날부터 만들어졌다는 이야기인데 미국의 마이클 홀릭 박사는 그의 저서《건강 솔루션 비타민D》에서 "마서스비니어드 섬 근처에 있는 세계적으로 유명한 우즈홀 해양생물연구소에서 나의 연구팀과 나는 대서양에서 지난 5억 년 동안 변화 없이 존재해온 한 식물 플랑크톤을 길렀다. 우리는 이 고대 생명체를 모의 햇빛에 노출시켜 식물 플랑크톤이 최소한 그렇게 오래 태양에너지를 이용하여 비타민D를 만들어왔다는 사실을 입증했다."고 하였다.

비타민D의 효능은 다음과 같다.

첫째, 혈중 칼슘 농도를 조절함으로써 뼈를 건강하게 유지한다. 비타민D의 농도가 부족해지면 장내 칼슘의 이동에 장애가 생긴다. 따라서 이로 인해 흡수되는 칼슘의 양이 감소하여 혈액 중 칼슘의 농도도 감소한다. 결과적으로 부갑상선 호르몬PTH이 추가적으로 분비되어 뼈에서 칼슘이 빠져나간다. 비타민D가 없으면 섭취한 칼슘의 10~15퍼센트만이 흡수된다.

둘째, 비타민D는 이름과 달리 스테로이드 호르몬으로 작용하는데 약 200개의 유전자에 영향을 끼쳐 '유전자 발현'에 영향을 미친다.

셋째, 17가지 암을 예방할 수 있다. 비타민D와 일광욕이 암과 연관이 있을 것이라는 연구는 1980년대에 시작되었다. 당시 세드릭 박사와 프랭크 갈런드 박사는 미국의 암 사망률을 연구하고 있었다. 그들은 대장암 발생률을 지도에 표시했고 그 과정에서 남서부 지방이 대장암 빈도가 가장 낮다는 사실과 북동부 지방에서 최고 빈도로 발생한다는 사실을 발견했다. 연구 이후 태양과 암의 연관성을 찾으려는 노력이 시작되었다. 2007년 미국 임상영양학회지에서 대규모의 전향적 연구가 발표되었다. 이 연구는 비타민D와 칼슘이 피부암 이외의 악성 종양을 억제하는 효과를 확인하기 위한 것이었다. 네브래스카주에서 403명의 폐경 여성이 매일 1,100IU*의 비타민D와 칼슘 1,000밀리그램을 4년간 먹었더니 먹지 않았던 대조군에 비해 각종 암의 발생률이 60퍼센트나 감소하였다는 것이었다. 이 연구가 진행

● International Unit, 규격화된 방법으로 얻어낸 일정량의 물질이 갖는 활성도

되던 첫해에 암에 걸린 환자들이 있었고, 연구자들은 이 환자들의 암이 연구 시점 이전부터 생겨났을 것으로 추론했다. 그래서 첫해의 자료를 빼자 연구 결과는 더욱 극적이었으니 대조군에 비해 암의 위험이 77퍼센트나 감소한 것이다.

다음은 그 이후의 연구자들이 종합한 비타민D가 암을 예방하는 기전이다.

■ 세포자멸사 : 세포자멸사는 세포가 정상적으로 사멸하는 과정이다. 세포는 새로운 건강한 세포로 대체되어야 할 상황에 놓였을 때 자연스럽게 사멸하는 과정을 거친다. 세포자멸사는 다른 말로 프로그램에 의해 예정대로 사멸하는 세포사로 설명할 수 있다. 암세포는 이런 기능이 사라져서 사멸하지 않고 계속해서 자란다. 비타민D는 세포가 암세포로 변하기 전에 사멸할 수 있도록 돕는다.

■ 세포 분화 : 세포는 고유한 기능을 하도록 변화한다. 배아 상태의 세포는 점차 특화된 조직과 기관의 기능에 맞추어 변모한다. 세포는 더 이상 분열하지 않을 때까지 지속적으로 분화 과정을 거친다. 완전히 성숙한 세포가 되면 더 이상 분열하지 않는다. 암세포는 분화능력을 상실하여 분열과 성장 과정을 계속 빠르게 거친다. 비타민D는 암세포가 원래대로 분화 과정을 거쳐 속한 조직에 맞게 정상 기능을 하는 세포로 성장할 수 있도록 돕는다.

■ 세포 증식 : 체내의 세포가 성장하고 분열하여 수가 늘어가는 것이 증식이다. 세포의 증식을 조절하는 유전자는 비타민D의 영향을 받는다. 만약에 비타민D 농도가 낮으면 세포 증식을 조절하는 유

전자의 기능이 저하된다.

■ 세포 성장 조절 : 비타민D는 혈관이 새로 생성되는 혈관 신생 과정을 막는다. 암세포는 지속적으로 성장하기 위해서 영양분을 공급해줄 새로운 혈관을 만든다. 비타민D는 혈관 신생 과정을 조절하는 유전자에 영향을 주어 암세포가 새로운 혈관을 만들지 못하게 하며 암세포의 성장을 억제한다.

■ 전이의 감소 : 암세포의 전이는 세포의 일부가 혈액을 통해 신체의 다른 부위로 이동하여 정상 조직 사이에 파고들어 암세포 종괴를 형성하는 것을 뜻한다. 동물실험에 의하면 비타민D는 암세포가 이런 방법으로 신체의 다른 부위로 퍼져나가는 것을 억제할 수 있다.

넷째, 심혈관 건강에도 도움을 준다. 심혈관 질환의 발병률은 햇빛이 부족한 고위도 지방에서 현저하게 증가하는 것으로 알려졌다. 심장병으로 사망하는 사람은 햇빛의 노출이 쉽고 많은 여름철보다는 겨울철에 더 많다. 혈관 벽을 이루는 세포에는 비타민D 수용체가 있어 혈관 벽을 이완시키고 혈압을 낮춘다. 미국에서 발행되는 저명한 심혈관 질환 관련 학술지 〈Circulation〉에 발표된 '프래밍햄 심장 연구'에서는 5년 사이에 심혈관 질환을 진단받지 않은 1,700명의 성인을 추적, 관찰했다. 지원자들 중에 120명이 심혈관계 증상을 경험했는데, 이들 중에는 심장 기원의 가슴 통증(협심증), 심장마비, 심부전, 뇌졸중, 혈액 공급 장애로 인한 하지 통증이 포함된다. 비타민D 혈중 농도가 낮고 혈압이 높은 환자들은 혈압은 높지만 비타민D 농도가 높은 환자들에 비해 심각한 심혈관계 질환을 경험할 가능성이 두 배가량 높았다.

다섯째, 자가면역 질환에도 효과가 있다. 생체 기능이 원활하다면 면역계는 바이러스, 박테리아 등의 미생물로부터 우리 몸을 지켜줄 각종 감염성 질환에 걸리지 않게 한다. 일부의 사람들에게서는 면역계에 이상이 발생하여 자신의 조직과 세포가 보호되지 못하고 오히려 공격을 받는 증상이 나타난다. 이것을 자가면역이라고 하는데, 미국의 자가면역질환협회에 따르면 만성 질환의 80~100퍼센트는 자가 면역 질환으로 볼 수 있다고 했다. 그중 비타민D를 복용하면 효과가 있는 것만을 골라 여기서 간단히 소개한다.

■ 제1형 당뇨병 : 비타민D 전문가 존 칸넬 박사는 햇빛에 피부 노출을 삼가라는 경고가 대중에게 널리 인식된 이래로 제1형 당뇨병이 유행처럼 번지고 있다고 지적했다. 게다가 햇빛 노출이 감소하는 가을이나 겨울철에 당뇨를 진단받는 경우가 점차 증가하고 있다. 역학적 연구 결과 제1형 당뇨병의 발생률은 고위도 지방에서 높았다.

■ 다발성 경화증 : 다발성 경화증은 퇴행성 자가면역 질환으로 중추신경계, 특히 뇌와 척수를 보호하는 미엘린 수초를 손상시키는 질병이다. 발생 빈도는 위도와 관련 있어서 북미, 유럽, 호주 남부 지역의 발생률은 적도에 가까운 아시아 지역에 비해 높다. 위도 35도 이하의 지역에서 태어나 열 살까지 산 사람이 다발성 경화증에 걸릴 가능성은 50퍼센트 감소한다. 몇몇 연구 결과 청소년기에 비타민D가

부족하면 성인이 된 후에 다발성 경화증에 걸릴 가능성이 증가하는 것으로 나타났다.

■ 류마토이드 관절염 : 류마토이드 관절염과 비타민D 결핍이 연관이 있을 것이란 주장은 있으나 아직 연구가 부족한 실정이다. 비타민D의 농도를 높이기 위해서는 단지 몇 분만 햇볕을 쪼여도 된다. 대낮에 몸을 앞뒤로 15분만 햇볕에 쪼여도 10,000~15,000IU의 비타민D가 형성된다.

자외선 차단제의 사용이
피부암을 유행하게 한다

자외선 차단제 제조업자들은 매우 편리하고도 비윤리적으로 사람들이 자신들의 제품을 쓰게 해야 하는 '필요성'을 납득시킬 구실로 피부암에 걸릴 위험을 이용한다. 그들은 햇빛이 위험한 것이며, 바로 그 햇빛 때문에 사람들이 피부암으로 사망한다고 믿게 만드는 집단 히스테리를 만들어냈다. 자외선 차단제가 정말 유용하다면, 오래전부터 훌륭한 의학 시설이 구비되어 있고 광범위하게 자외선 차단제 사용을 촉진해온 퀸즐랜드(오스트레일리아 북동부에 있는 주―옮긴 이)에서 흑색종 발병이 증가한 것은 이해할 수 없는 일이다. 현재 퀸즐랜드의 단위 인구당 흑색종 발병률은 다른 어느 지역에 비해 높다. 세계적으로 흑색종 발병률이 가장 크게 증가한 지역은 모두 화학적으로 제조한 자외선 차단제가 많이 판매된 지역이다! 캘리포니아대학의 세드릭 갈런드Cedric Garland 박사와 프랭크 갈런드Frank Garland 박사는 자외선 차단제 사용을 가장 강력하게 반대하는 사람들이다. 그들은 자외선 차단제가 햇빛 화상으로부터 피부를 보호하는 것은 사실이지만 흑색종이나 기저 세포암을 예방할 수 있다는 것을 입증할 근거가 전혀 없다는 사실을 지적한다. 갈런드 형제는 자외선 차단제의 사용량 증가가 피부암이 유행하게 된 주요 원인이라고 확신하는 바이다. 그들은 자외선 차단제를 사용하는 사람들은 햇빛에 의한 화상을 입지 않기 때문에 잘못된 안정감을 갖게 되어 햇빛 아래 더 오래 머무는 경향이 있다는 사실을 강조한다.

안드레아스 모리츠, 《햇빛의 선물》, 정진근 옮김, 에디터, 2016

23

우유

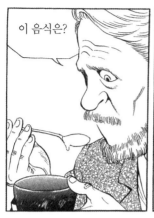

이 음식은?

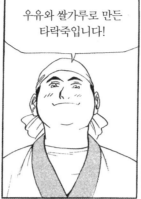

우유와 쌀가루로 만든
타락죽입니다!

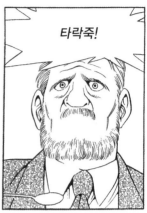

타락죽!

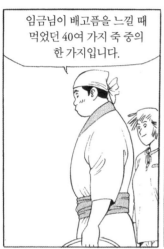

임금님이 배고픔을 느낄 때
먹었던 40여 가지 죽 중의
한 가지입니다.

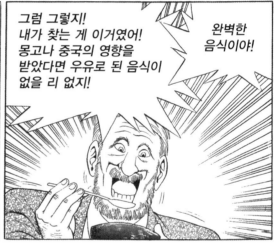

그럼 그렇지!
내가 찾는 게 이거였어!
몽고나 중국의 영향을
받았다면 우유로 된 음식이
없을 리 없지!

완벽한
음식이야!

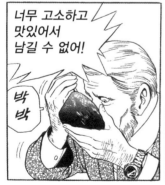

너무 고소하고
맛있어서
남길 수 없어!

박
박

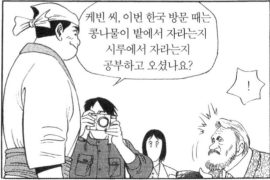

케빈 씨, 이번 한국 방문 때는
콩나물이 밭에서 자라는지
시루에서 자라는지
공부하고 오셨나요?

!

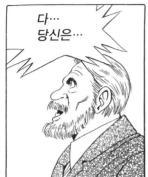

다…
당신은…

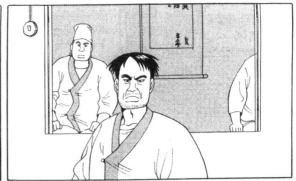

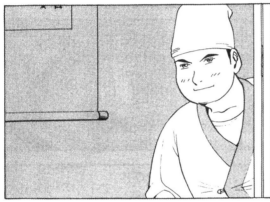

그때
운암정에서!

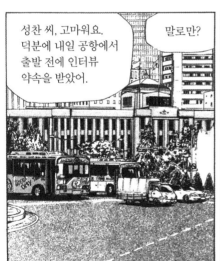

성찬 씨, 고마워요.
덕분에 내일 공항에서
출발 전에 인터뷰
약속을 받았어.

말로만?

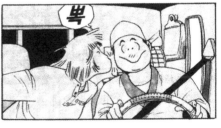

뿍

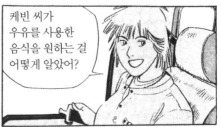

케빈 씨가
우유를 사용한
음식을 원하는 걸
어떻게 알았어?

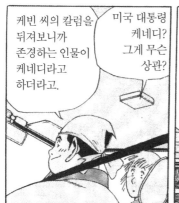

케빈 씨의 칼럼을 뒤져보니까 존경하는 인물이 케네디라고 하더라고.

미국 대통령 케네디? 그게 무슨 상관?

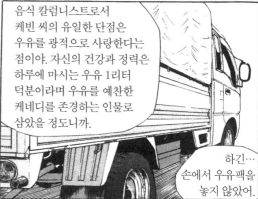

음식 칼럼니스트로서 케빈 씨의 유일한 단점은 우유를 광적으로 사랑한다는 점이야. 자신의 건강과 정력은 하루에 마시는 우유 1리터 덕분이라며 우유를 예찬한 케네디를 존경하는 인물로 삼았을 정도니까.

하긴… 손에서 우유팩을 놓지 않았어.

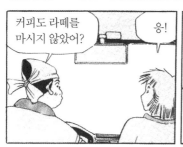

커피도 라떼를 마시지 않았어?

응!

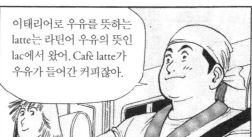

이태리어로 우유를 뜻하는 latte는 라틴어 우유의 뜻인 lac에서 왔어. Café latte가 우유가 들어간 커피잖아.

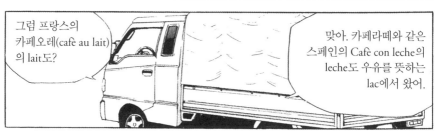

그럼 프랑스의 카페오레(café au lait)의 lait도?

맞아. 카페라떼와 같은 스페인의 Café con leche의 leche도 우유를 뜻하는 lac에서 왔어.

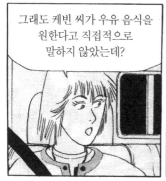

그래도 케빈 씨가 우유 음식을 원한다고 직접적으로 말하지 않았는데?

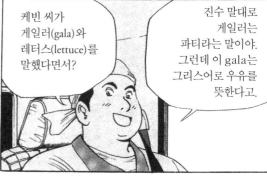

케빈 씨가 게일러(gala)와 레터스(lettuce)를 말했다면서?

진수 말대로 게일러는 파티라는 말이야. 그런데 이 gala는 그리스어로 우유를 뜻한다고.

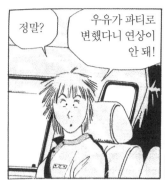

정말?

우유가 파티로 변했다니 연상이 안 돼!

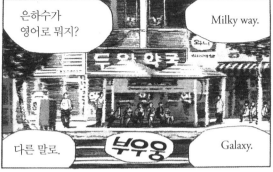

은하수가 영어로 뭐지?

Milky way.

다른 말로.

Galaxy.

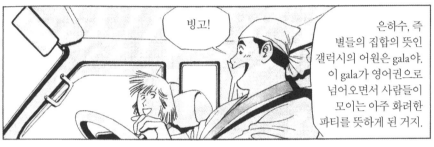

빙고!

은하수, 즉 별들의 집합의 뜻인 갤럭시의 어원은 gala야. 이 gala가 영어권으로 넘어오면서 사람들이 모이는 아주 화려한 파티를 뜻하게 된 거지.

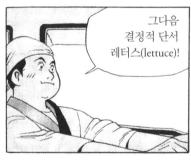

그다음 결정적 단서 레터스(lettuce)!

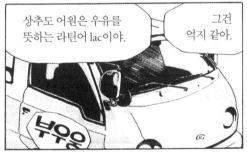

상추도 어원은 우유를 뜻하는 라틴어 lac이야.

그건 억지 같아.

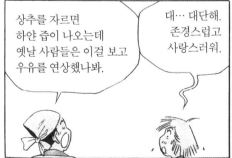

상추를 자르면 하얀 즙이 나오는데 옛날 사람들은 이걸 보고 우유를 연상했나봐.

대… 대단해. 존경스럽고 사랑스러워.

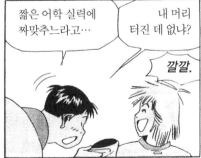

짧은 어학 실력에 짜맞추느라고…

내 머리 터진 데 없냐?

깔깔.

위험한 단백질

| 우유 |

과학자들이 우리가 먹어온 식품에 포함된 어떤 물질이 그것에 노출된 동물에게 100퍼센트 암을 유발한다고 말하면 우리는 어떤 기분이 들까? 코넬대학 영양학 명예교수인 콜린 캠벨은 신문의 1면을 차지했을 게 분명한 일련의 경험담을 이 같은 수수께끼 같은 말로 시작하고 있다. 여기에 대한 이야기는 티에리 수카르의《우유의 역습》을 요약, 정리하여 살펴보기로 한다.

1960년대 초 콜린 캠벨은 뉴욕 코넬대학에서 자신의 연구를 마무리하고 있었다. 소나 양을 빨리 살찌우는 방법을 찾기 위한 연구였다. 캠벨은 영양 생화학 박사 학위를 마친 뒤 케임브리지 MIT에 채용되었는데 MIT의 관심은 소도 양도 아닌 닭에 있었다. 당시 미국 목축 농가에서는 해마다 수백만 마리의 닭이 이유 없이 죽어나갔다.

유독성 화학물질이 의심되긴 했지만 그게 어떤 것인지는 알 수 없는 상태였다. 연구에 참여하게 된 캠벨은 나무나 쓰레기를 태울 때 발생하는 다이옥신이 문제였다는 것을 알아내는 데 한몫하게 된다. MIT에서의 성공적인 작업 덕분에 콜린 캠벨은 1965년에 필리핀 식량 원조 계획에 참여하고 있던 버지니아대학에 채용된다.

미국은 10년 전부터 필리핀에서 영양실조를 없애기 위한 프로그램을 실시해오고 있었으며 거기에는 미국인들의 전통적인 수단이었던 단백질을 많이 섭취하게 하는 방법이 동원되었다. 미국이 선택한 단백질원은 땅콩이었는데 어디서나 재배가 가능하다는 것이 그 이유였다. 하지만 땅콩에는 한 가지 문제점이 있었다. 동물들이 간암을 유발하는 곰팡이 독소 아플라톡신에 쉽게 감염된다는 것이다. 현장에 도착한 콜린 캠벨은 필리핀의 땅콩과 옥수수가 감염이 심한 상태라는 것을 알게 된다. 필리핀의 땅콩버터에 들어 있는 아플라톡신은 미국의 땅콩버터의 300배에 달했다. 또 그는 필리핀 아이들이 간암에 많이 걸려 있다는 사실을 알게 되었다. 간암에 걸린 아이들은 아주 잘사는 집안의 아이들이었다. 인도의 연구진이 이때 한 무명 의학 전문지에 호기심을 끄는 연구를 발표했다. 두 그룹의 쥐를 가지고 진행한 연구였는데 연구진은 첫 번째 그룹에는 단백질이 풍부한 먹이(20퍼센트)와 함께 아플라톡신을 주었고, 두 번째 그룹에는 아플라톡신의 양은 같게 하되 단백질을 5퍼센트만 넣은 먹이를 주었다. 결과는 몹시 놀라웠다. 단백질이 20퍼센트 함유된 먹이를 먹은 쥐는 모두 간암이 발병한 것이다. 단백질을 5퍼센트 먹은 쥐들은 아플라톡신을 섭취했음에도 전부 다 암을 피해갔다. 해당 연구에 대해 콜린 캠벨은 이렇게 말했다. "그 정보는 내가 알고 있었던 모든 것에 배치되는 것이었다. 단백질이 몸에 좋지 않다고 말하는 것은 이단에 해당했고 단백질이 암을 부를 수 있다는 것은 입 밖에도 낼 수 없는 말이었기 때문이다. 이 연구는 내 인생에서 하나의 전환점이 되었다." 콜린 캠벨은 진상을 분명히 파악하기 위해 미국국립보건원에 연구비를 신청했다. 캠벨의 연구진은 인도 연구에서 사용된 두 가지 농도의 단백질이 효소의 활동에 어떤 영향을 미치는지 먼저 알아보기로 했다.

우선 단백질의 농도가 5퍼센트일 때 효소의 활동이 훨씬 덜 활발하다는 것이 관측되었다. 이는 단백질 함량이 적은 식사를 하면 위험한 아플라톡신 대사 물질이 적게 발생한다는 것을 의미한다. 실제로 단백질을 적게 섭취하면 아플라톡신이 세포에 적게 침투하고 세포는 덜 빠르게 증식하며 효소의 활동이 감소하고 DNA 손상이 줄어드는 등, 암으로 이어지는 모든 메커니즘이 방해받는 것으로 확인되었다. 콜린 캠벨은 좀 더 정밀한 실험을 고안해냈다. 발암성 아플라톡신을 모든 쥐에게 동일한 양으로 투여한 다음, 12주 동안 단백질이 풍부한 먹이(20퍼센트)와 단백질이 적은 먹이(5퍼센트)를 번갈아주는 실험이었다. 먹이는 3주마다 교체되었고, 4개의 기간으로 구분되어 실행되었다. 쥐들은 처음 3주 동안 20퍼센트의 단백질을 먹었고 암 병소는 예상대로 성장세를 보였다. 두 번째 기간으로 들어가면서 5퍼센트의 단백질식을 하자 암 병소의 성장은 급격하게 둔화되었다. 고단백질의 식사로 다시 넘어갔을 때 암 병소는 또다시 성장세를 보이기 시작했다. 단백질 함량이 많은 음식을 주느냐 적은 음식을 주느냐에 따라 계속해서 동일한 오르내림이 나타났다. 이 연구는 아플라톡신에 의해 유발된 암의 진행이 식이성 단백질 섭취에 따라 달라진다는 것을 보여준다. 그럼 정확히 어느 정도의 단백질이 문제가 되는 것일까? 실험 결과 단백질이 전체 칼로리의 10퍼센트를 넘지 않는 한 암 병소는 거의 성장하지 않는 것으로 확인되었다.

콜린 캠벨은 마지막으로 실험을 했다. 그동안에는 우유의 카제인 단백질로 실험을 했는데 밀과 콩의 단백질은 어떤 결과가 나올지 궁금했기 때문이다. 쥐들은 카제인이 20퍼센트 함유된 먹이, 글루텐(밀가루의 단백질)이 20퍼센트 함유된 먹이, 카제인이 5퍼센트 함유된 먹이를 먹었다. 카제인과 달리 밀 단백질은 종양의 성장에 아무런 영향을 미치지 않았다. 콩 단백질을 가지고 실험을 해도 아무 영향이 없었다. "발암물질에 노출되는 정도가 어떠하든 간에 단지 식이성 단백질의 농도를 변화시키는 것만으로 암의 진행을 스위치로 조정하듯이 제어할 수 있다는 게 확인되었다. 하지만 아무 단백질이나 적용되는 게 아니라 우유의 단백질인 경우에만 그러한 결과가 나왔다. 단백질이 암의 성장을 도울 수 있다는 생각을 받아들이는 것만으로도 내 동료 영양학자들에게 이미 힘든 일이다. 그런데 우유의 단백질이라니? 상상도 못할 것이다!"

우량아 선발 대회를 우유 회사가 주관하고 있을 만큼 우유는 체중을 늘리고 키를 크게 하는 것으로 잘 알려져 있다. 이 이유를 알려면 우유가 송아지에게 어떤 역할을 하는지 떠올려보는 것으로 충분하다. 우유에 들어 있는 많은 양의 단백질과 지방, 당분(락토오스) 십여 가지의 호르몬은 빠른 성장을 도와준다. 막 태어난 송아지는 20~60킬로그램이 나간다. 그리고 처음 한 달간 하루 400그램씩 늘어나다가 3개월째부터는 하루 1킬로그램씩 늘어난다. 샤롤레종 송아지는 5개월이 되면 무게가 4배로 늘어난다. 1년이 되면 8배로 늘어나는데 자연 상태에서 송아지가 젖을 떼는 시기가 바로 이때쯤이다. 남자아이의 몸무게가 8배로 늘어나는 데는 대략 8년의 시간이 필요하다. 빠른 성장을 도와주는 물질 중 가장 많이 알려진 것은 IGF-1(인슐린 유사성장인자-1)이다. IGF-1은 성장 인자로서 세포가 증식하도록 만든다. 인간을 비롯한 모든 종의 성장 호르몬의 일꾼 역할을 하는 물질이기도 하다.

그런데 이 IGF-1은 건강한 세포만 증식시키는 것은 아니다. 전前 암세포나 암세포의 증식도 도와준다. 혈중 IGF-1의 농도가 높은 사람은 50세 이전에 유방암에 걸릴 위험이 높을 뿐만 아니라 전립선, 폐암의 위험성도 높다는 것이 드러났다. 그렇다면 IGF-1이 전혀 나오지 않는 사람은 어떻게 될까? 당연히 암의 공포로부터 자유로울 것이다. KBS 스페셜 〈암의 종말〉을 보신 분은 기억날지 모른다. 몸속 IGF-1이 선천적으로 나오지 않는 왜소증을 가진 라론 증후군 환자들을 말이다. 그들의 발암 통계표는 다음과 같다.

	본인	가족	친척	형제, 자매
전체	230명	218명	113명	86명
암 환자	0명	15명	24명	4명
암 발생률	0%	8.3%	22.1%	5.8%

우유 없는 식단

그 즈음에 유제품을 끊었다. 그러자 며칠 만에 종양이 줄어들기 시작했다. 두 번째 항암 주사를 맞고 2주쯤 지났을 때, 즉 유제품을 끊고 일주일이 지나자 목에 생긴 종양이 가렵기 시작하더니 부드러워지고 크기도 줄어들었다. 종양이 점점 줄어듦에 따라 그간 아무 변화도 없던 그래프가 내림새를 보였다. 특히 중요한 사실은 종양의 크기를 나타내는 그래프가 완만한 곡선이 아니라 아래쪽으로 일직선을 그리고 있었다는 점이다. 이는 유방암의 억제나 완화가 아닌 '치료'를 의미했다. 유제품을 완전히 끊고 6주쯤 지난 어느 토요일 오후였다. 한 시간 정도 되는 명상을 마치고 종양이 어떻게 됐는지 보려고 했다. 그런데 찾을 수가 없었다. 나는 아래층으로 내려가 남편에게 내 목을 만져보라고 했다. 남편도 아무런 종양의 흔적도 찾아내지 못했다. 그다음 주 목요일이 차링크로스 병원 진료일이었다. 내 담당 전문의는 종양이 있었던 목 부위를 아주 철저히 검사했다. 의사는 처음엔 좀 의아해 했지만 이내 아주 기뻐하며 "종양이 없어

졌어요." 하고 말했다. 의사도 나만큼이나 좋아했다. 이 책을 쓰는 도중에 해마다 받는 정기검진을 위해 그 의사를 만났는데, 그는 유방암 치료를 위한 항암 요법은 지난 20년동안 거의 달라진 게 없다고 했다. 당시 의사들은 유방암의 종류나 (림프계까지 확실히 전이된) 경과로 볼 때 나 같은 환자는 생기발랄하기는커녕 생존하기도 힘들 거라 예측했던 것 같다. 담당 의사에게 유제품에 대한 내 생각을 처음 이야기했을 때 그는 당연히 아주 미심쩍어했다. 하지만 지금은 자기 강의에 '중국 암 사망 분포도'를 인용하기도 하고 암 환자들에게 우유 없는 식단을 권유한다.

제인 플랜트, 《여자가 우유를 끊어야 하는 이유》, 조남주 옮김, 윤출판, 2015

24

식용유

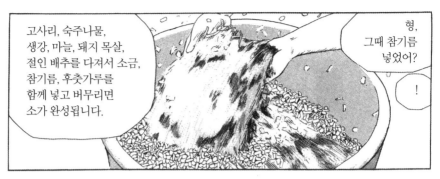

고사리, 숙주나물, 생강, 마늘, 돼지 목살, 절인 배추를 다져서 소금, 참기름, 후춧가루를 함께 넣고 버무리면 소가 완성됩니다.

형, 그때 참기름 넣었어?

!

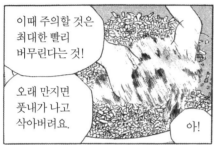

이때 주의할 것은 최대한 빨리 버무린다는 것!

오래 만지면 풋내가 나고 삭아버려요.

아!

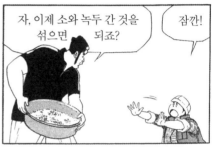

자, 이제 소와 녹두 간 것을 섞으면 되죠?

잠깐!

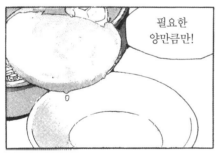

필요한 양만큼만!

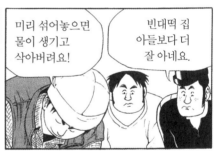

미리 섞어놓으면 물이 생기고 삭아버려요!

빈대떡 집 아들보다 더 잘 아네요.

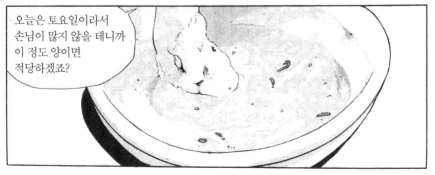

오늘은 토요일이라서 손님이 많지 않을 테니까 이 정도 양이면 적당하겠죠?

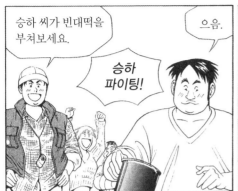

승하 씨가 빈대떡을 부쳐보세요.

으음.

승하 파이팅!

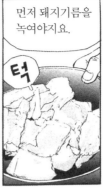

먼저 돼지기름을 녹여야지요.

턱

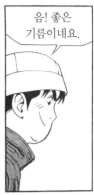

음! 좋은 기름이네요.

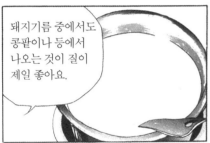

돼지기름 중에서도 콩팥이나 등에서 나오는 것이 질이 제일 좋아요.

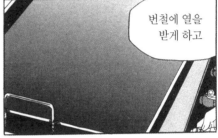

번철에 열을 받게 하고

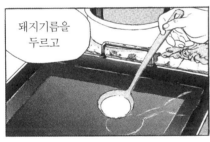

돼지기름을 두르고

치치치

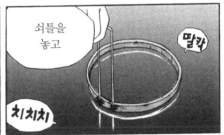

쇠틀을 놓고

딸카

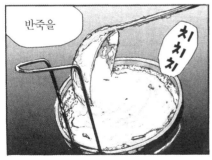

반죽을

치치치

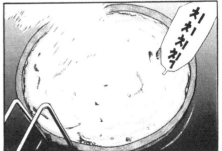

치치치칫

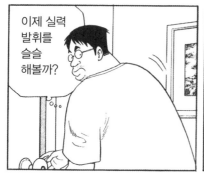

이제 실력 발휘를 슬슬 해볼까?

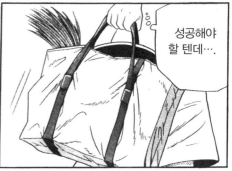

성공해야 할 텐데….

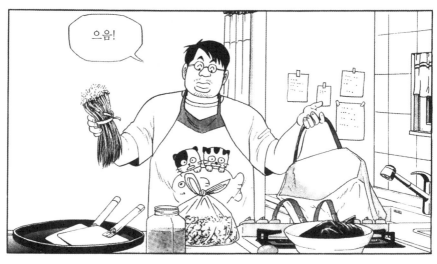

으음!

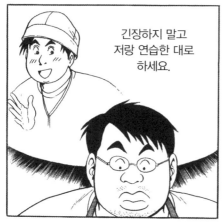

긴장하지 말고 저랑 연습한 대로 하세요.

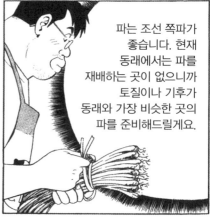

파는 조선 쪽파가 좋습니다. 현재 동래에서는 파를 재배하는 곳이 없으니까 토질이나 기후가 동래와 가장 비슷한 곳의 파를 준비해드릴게요.

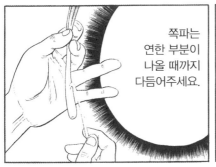

쪽파는 연한 부분이 나올 때까지 다듬어주세요.

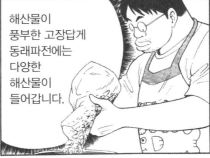

해산물이 풍부한 고장답게 동래파전에는 다양한 해산물이 들어갑니다.

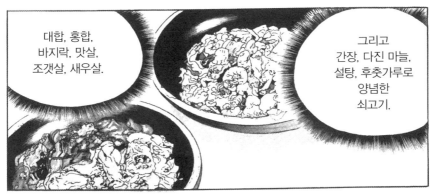

대합, 홍합, 바지락, 맛살, 조갯살, 새우살.

그리고 간장, 다진 마늘, 설탕, 후춧가루로 양념한 쇠고기.

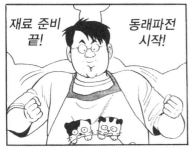

재료 준비 끝!

동래파전 시작!

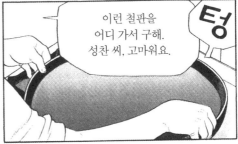

이런 철판을 어디 가서 구해. 성찬 씨, 고마워요.

텅

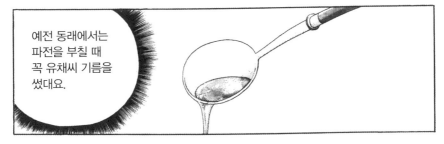

예전 동래에서는 파전을 부칠 때 꼭 유채씨 기름을 썼대요.

나쁜 기름

| 식용유 |

과거 우리 선조들에게는 기름이 부족했다. 빈대떡을 부칠 때는 돼지기름(비계 덩어리)을 사용했고, 참기름이나 들기름도 아주 아껴가면서 먹었다. 그런데 지금은 식용유(식물성 기름)가 생기면서 빈대떡뿐 아니라 시판 빵에도 기름을 사용하고 있고, 튀김류 등 기름을 넉넉하게 쓰는 요리도 발달했다. 그러나 곽재욱 약학박사 등 일부 학자는 식용유가 몸에 해롭다고 하면서 '식용유를 먹지 말아야 할 10가지 이유'로 다음과 같은 것들을 제시하고 있다.

첫째, 인류의 조상은 식용유를 먹지 않았다.

둘째, 식용유에는 오메가3가 거의 없다.

셋째, 식용유에는 오메가6가 너무 많다. 인류가 살아온 대부분의 시간은 수렵, 채집의 시간이었다. 하루를 10만 년인 시계로 환산하면, 인류는 새벽부터 저녁까지 수렵, 채집인으로 살아왔고 밤 11시 54분이 되어서야 농업을 시작하게 된 셈이다. 식용유가 상품으로 나온 것은 자정 1초 전이다. 지방 중에서도 반드시 있어야 할 지방산은 오메가3와 오메가6다. 오메가3는 식물의 잎이나 생선에 많이 있고 오메가6는 종자(곡류)에 많이 들어 있다. 학자들에 의하면 오메가3는 몸 안의 염증을 억제하는 역할을 하고 오메가6는 반대되는 역할을 한다고 한다. 수렵, 채집인으로 살았을 때는 오메가3와 오메가6의 비율이 1:1이었던 것이 농업을 시작하면서부터는 1:4~6 정도 됐다. 지금도 학자들은 구석기인들의 오메가3와 오메가6의 비율이 가장 적당하다고 생각하고 있다.

넷째, 지방 과잉을 조장한다. 우리나라에서는 1971년 콩으로 만든 식용유가 첫 선을 보였으며 서양에서는 산업혁명 이후에 목화 가공의 부산물로 생긴 목화씨를 정제해서 나온 것(면실유)이 처음이었다. 현대인들의 오메가3와 오메가6의 비율은 1:20 이상이다. 오메가6를 많이 섭취하게 되면서 사람들은 더 많은 질병에 시달리게 되었다.

다섯째, 식용유는 추출하는 과정이 문제다. 식용유 제조 과정에서 단백질, 섬유질, 비타민, 미네랄 등이 탈락된다.

여섯째, 식용유에는 레시틴이 제거되었다. 레시틴은 기름을 유화시키는 역할을 한다.

일곱째, 식용유에는 토코페롤과 항산화제가 제거되었다. 토코페롤과 황산화제는 기름의 변질을 막아준다.

여덟째, 식용유를 먹으면 트랜스 지방을 먹게 되는 것이다. 참기름이나 들기름은 참깨나 들깨를 압착해서 기름을 낸다. 이런 기름에는 당연히 깨의 찌꺼기가 많기 때문에 맑지 않고 음식이 잘 튀겨지지도 않으며 요리 도중에 탈 가능성이 높다. 그래서 상업용 기름은 찌꺼기가 있으면 기름이 변질될 수 있고, 튀김용으로도 쓸 수 없다. 기름이 잘 튀겨지려면 온도가 섭씨 180도 정도로 올라가야 하는데 찌꺼기가 있으면 더 낮은 온도에서 끓어버리기 때문이다. 그래서 공장에서는 재료를 부순 다음 헥산(석유에서 나온 부산물)이라는 유기 용매를 넣는다. 이 헥산의 작용으로 지방이 녹아 나오는데 이 혼합물은 냄새도 아주 고약하고 불순물 덩어리가 많이 들어 있다. 때문에 인산이나 황산을 넣어 불순물을 분리하는데 이 과정에서 콩에 들어 있는 단백질, 탄수화물, 레시틴, 토코페롤, 항산화제 등이 같이 제거된다. 또 헥산을 휘발시키기 위해 150도 정도의 온도로 끓이는데 이 과정 중 일부 지방이 트랜스 지방으로 변한다.

게다가 냄새와 색깔을 소비자들이 좋아하는 형태로 만들기 위하여 수산화나트륨이나 활성백토 등으로 처리한다. 마지막으로 유통기한을 늘리기 위하여 산패 방지를 하면 소비자들이 원하는 맑고 깨끗한 식용유가 만들어진다.

아홉째, 식용유는 먹는 방법이 문제다. 나물을 무쳐 먹을 때 참기름을 많이 넣으면 먹기가 거북하다. 그러나 기름으로 튀기면 맛이 좋기 때문에 많이 먹게 된다. 새우튀김, 생선튀김, 감자튀김, 통닭 등은 싫어하는 사람을 찾아보기 힘들다. 또한 튀긴 음식은 산소에 의해 쉽게 산화가 되기 때문에 소화불량, 가스, 복부 팽만, 식도염 등을 일으키며 위궤양과 대장암의 원인이 되기도 한다. 심지어 고열로 오래 요리하게 되면 지방산 속의 글리세린 성분이 아크롤레인이라는 독성 물질로 변화한다. 젊은이들은 지방 섭취에 있어서 더 주의해야 한다. 젊을수록 흡수가 더 잘 되어 노화가 더 촉진되기 때문이다.

열째, 식용유는 엠티 칼로리다. 칼로리는 많으면서 미네랄이나 비타민 등 영양가가 없는 식품을 엠티 칼로리 식품, 혹은 정크 푸드라고 한다. 식용유 역시 정크 푸드에 속하는데 정크 푸드를 먹고 대사 활동을 잘하기 위해서는 체내의 비타민이나 미네랄을 사용해야 한다. 이런 일이 반복되면 체내 비타민과 미네랄이 부족하게 되어 질병에 대한 면역 기능이 떨어지고 노화가 촉진된다.

확실한 결과

1996년, 스웨덴 학자들은 확실한 결과를 도출하려면 인간을 대상으로 한 연구를 실시할 때가 되었다고 판단했다. 카롤린스카 연구소 학자들은 40~76세의 여성 63,870명을 모집해 1인당 평균 4.2년 동안 이들의 식단을 추적, 관찰하며 유방암 발생률을 조사했다. 연구진은 조사 기간 동안 식단 설문 조사를 통해 조사 대상 여성들이 섭취한포화 지방, 단일 불포화 지방, 다가 불포화 지방의 양을 정확히 측정했다. 조사 결과, 단일 불포화 지방 섭취량은 유방암의 발생 위험을 20퍼센트 낮춰줬으며, 다가 불포화 지방 섭취량은 정반대의 효과를 나타냈다. 다가 불포화 지방을 많이 섭취한 여성들은 이를 적게 섭취한 여성들에 비해 유방암에 걸릴 확률이 20퍼센트 더 높게 나타났다.

동물을 대상으로 한 임상 실험 결과도 다가 불포화 지방 옹호 입장에서는 별로 고무적이지 못했다. 1970년대와 1980년대에 실시된 쥐 실험에서도 결과는 한결같았다. 스웨덴 실험에서 나타났던 결과와 마찬가지로, (포화 지방 함량이 높은) 코코넛유를 섭취한 쥐들보다 (다가 불포화 지방 함량이 높은) 옥수수유를 섭취한 쥐들에게서 종양(유방암) 조직이 형성될 확률이 훨씬 높게 나타났다.

게다가 1977년에 발표된 한 연구 결과는 모두에게 충격을 주었다. 연구진은 새끼에게 젖을 먹이는 어미 쥐에게 옥수수유가 43퍼센트 포함된, 즉 다가 불포화 지방 함량이 높은 식단을 먹였다. 그 결과 새끼들은 어린 나이에 암이 생겼고, 새끼들 중 암컷은 성조숙증을 일으켰다. 또한 유선 종양에 걸릴 확률은 두 배나 증가했다.

데이비드 길레스피, 《식물성 기름 뜻밖의 살인자》, 이주만 옮김, 북로그컴퍼니, 2014

25

소금

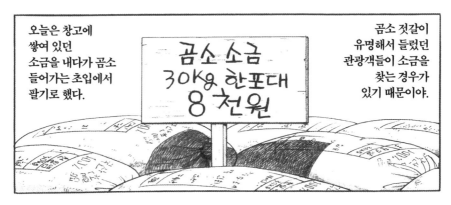

오늘은 창고에 쌓여 있던 소금을 내다가 곰소 들어가는 초입에서 팔기로 했다.

곰소 소금
30kg 한포대
8천원

곰소 젓갈이 유명해서 들렀던 관광객들이 소금을 찾는 경우가 있기 때문이야.

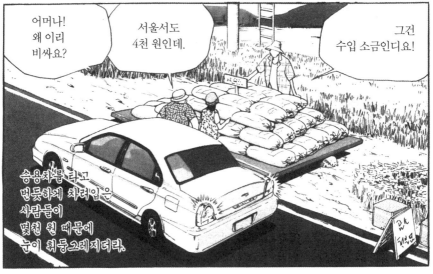

어머나! 왜 이리 비싸요?

서울서도 4천 원인데.

그건 수입 소금인디요!

승용차를 타고 번듯하게 차려입은 사람들이 몇천 원 때문에 눈이 휘둥그레지더라.

곰소 젓갈류

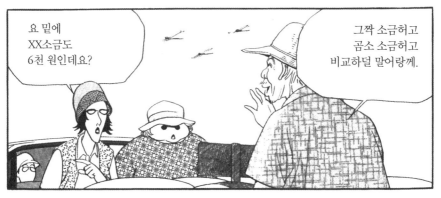

요 밑에 XX소금도 6천 원인데요?

그짝 소금허고 곰소 소금허고 비교하덜 말어랑께.

276

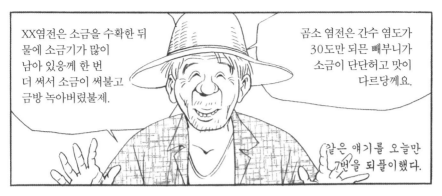

XX염전은 소금을 수확한 뒤 물에 소금기가 많이 남아 있응께 한 번 더 써서 소금이 써불고 금방 녹아버렸불제.

곰소 염전은 간수 염도가 30도만 되믄 빼부니가 소금이 단단허고 맛이 다르당께요.

같은 얘기를 오늘만 7번을 되풀이했다.

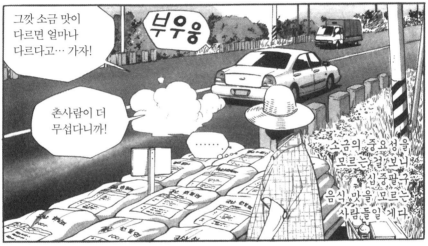

그깟 소금 맛이 다르면 얼마나 다르다고… 가자!

부우웅

촌사람이 더 무섭다니까!

⋯⋯⋯

소금의 중요성을 모르는 걸 보니 십중팔구 음식 맛을 모르는 사람들일 게다.

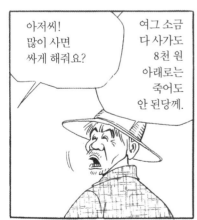

아저씨! 많이 사면 싸게 해줘요?

여그 소금 다 사가도 8천 원 아래로는 죽어도 안 된당께.

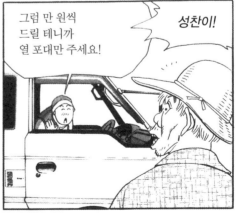

그럼 만 원씩 드릴 테니까 열 포대만 주세요!

성찬이!

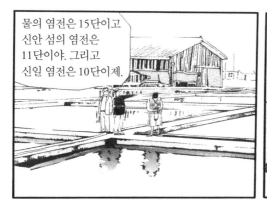

물의 염전은 15단이고 신안 섬의 염전은 11단이야. 그리고 신일 염전은 10단이제.

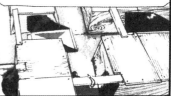

밀물 때가 되면 수문을 열어서 바닷물을 저수지에 들여놓제. 이놈을 필요한 만큼 상단부터 차근차근 올려서 2,3일 간격으로 내려주면 소금물로 바뀌는 거여.

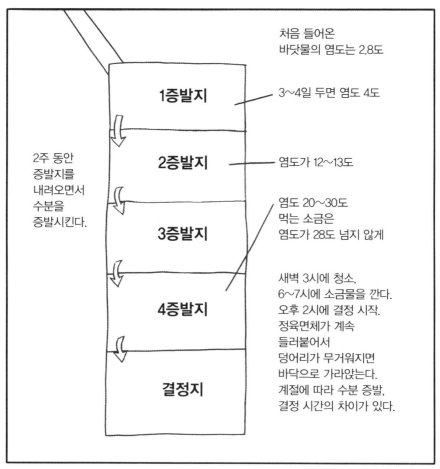

2주 동안 증발지를 내려오면서 수분을 증발시킨다.

1증발지

2증발지

3증발지

4증발지

결정지

처음 들어온 바닷물의 염도는 2.8도

3~4일 두면 염도 4도

염도가 12~13도

염도 20~30도 먹는 소금은 염도가 28도 넘지 않게

새벽 3시에 청소. 6~7시에 소금물을 깐다. 오후 2시에 결정 시작. 정육면체가 계속 들러붙어서 덩어리가 무거워지면 바닥으로 가라앉는다. 계절에 따라 수분 증발, 결정 시간의 차이가 있다.

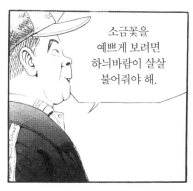
소금꽃을 예쁘게 보려면 하늬바람이 살살 불어줘야 해.

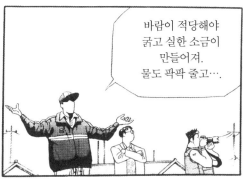
바람이 적당해야 굵고 실한 소금이 만들어져. 물도 팍팍 줄고….

오후 두 시가 되믄 결정이 시작되는디 20분도 안 돼서 소금꽃이 바다에 가라앉고 소금 결정으로 변하는 소리가 와싹와싹 들린당께. 그 순간은 내 심장의 박동을 느끼는 거여. 염부의 클라이맥스여. 죽이제.

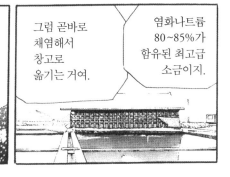
그럼 곧바로 채염해서 창고로 옮기는 거여.

염화나트륨 80~85%가 함유된 최고급 소금이지.

나머지는 마그네슘, 칼슘, 칼륨, 브롬, 염소 등의 미네랄로 채워지는데 그 유명한 프랑스 게랑드 소금보다 두 배 높은 함유량이죠.

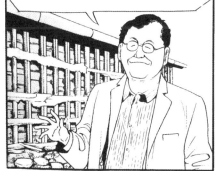

* 미네랄 : 우리 몸에 존재하는 여러 원소 중 4대 원소(탄소, 산소, 수소, 질소)를 제외한 원소인데, 생명 활동을 유지하는 데 꼭 필요한 영양소 중 하나이다.

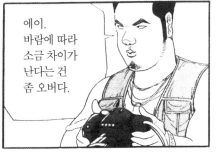
에이. 바람에 따라 소금 차이가 난다는 건 좀 오버다.

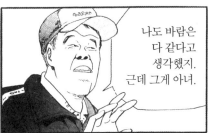
나도 바람은 다 같다고 생각했지. 근데 그게 아녀.

저염 식사의 중요성
| 소금 |

소금은 양념이 아니다. 사람이 살아가는 데 반드시 필요한 성분이며, 전혀 먹지 않으면 죽기도 한다. 소금은 어떠한 작용을 하는가?

첫째, 혈액이 원활히 흐르도록 도와준다. 혈관은 단백질 조직으로 되어 있어 자세히 들여다보면 아주 촘촘한 그물망처럼 생겼다. 그래서 혈관이 자체적으로 물을 끌어올 수도 있고, 물을 내보낼 수도 있다. 그런데 소금은 물을 아주 좋아한다. 때문에 혈액 속에 적당한 양의 소금이 있어야 물도 적당량 있게 되며, 혈액이 액체 상태로 있게 된다. 만약 소금이 부족하면 혈액 속의 수분이 혈관 밖으로 빠져나갈지도 모른다.

둘째, 체액이 약 알칼리성을 유지하게 한다. 우리 몸 안에 들어간 소금은 위장에서 신장으로 내려가고, 신장에서 다시 재흡수된다. 이때 소금은 재흡수되는 과정에서 몸속의 산을 배설하게 한다. 그래서 우리 몸의 체액이 약 알칼리성을 유지하게 하는 데 도움을 준다.

셋째, 썩지 않게 지켜준다. 물질이 썩거나 삭아서 변질되는 것을 막는 방부 작용을 하는 것이다. 이런 방부 작용은 인간의 신체에도 적용된다. 몸에 소금이 12퍼센트 정도 첨가되면 소금의 나트륨이 삼투압의 원리를 통해 상대로부터 물을 빼내온다. 생물의 부패는 미생물이 활발히 번식하면서 일어나는데, 만약 나트륨이 작용하여 물을 빼내오면 미생물의 번식이 어려워져 자연스럽게 방부 작용이 일어난다.

소금은 예전처럼 그리 귀한 것이 아니게 되었다. 찌개나 젓갈류 등 짠 음식을 쉽게 먹을 수 있고, 오히려 짜게 먹는 것이 문제가 되고 있다. 소금을 과다 섭취하면 어떤 일이 일어날까?

첫째, 많은 사람이 알고 있듯 혈압이 올라간다. 앞서 소금은 물을 좋아한다고 했다. 때문에 소금을 많이 먹으면 혈관 속에 물이 많아지게 되고 심장은 피를 미는 압력을 많이 필요로 하게 되는데, 32개국 20~59세의 성인 10,079명을 조사한 인터솔트라는 연구가 있는데, 이 연구에서는 소금 섭취량이 많을수록 혈압이 높으며, 나이가 들수록 혈압이 높아지는 정도도 소금의 섭취량이 많을수록 더 높다는 사실이 증명되었다.

둘째, 뇌, 심혈관 질환들이다. 동맥은 심장으로부터 나와 점점 가늘어지며 온몸을 향해 뻗어 있는 혈관이다. 심장이 박동하여 혈액을 뿜어내면 그 혈액을 유연하게 받아들였다가 힘을 주어 흘려보내야 한다. 수축과 이완을 반복하며 이 과정을 반복하는 것이다. 그런데 이 동맥 안에 콜레스테롤이 쌓이면 혈관이 좁아지는 것은 물론 혈관의 탄력성이 사라지고 딱딱해진다. 이를 동맥경화라고 한다. 이 동맥경화가 뇌혈관에서 발생하면 뇌졸중을, 심혈관에 발생하면 심근경색이나 협심증을 유발하는 것이다. 콜레스테롤 외에 동맥벽을 뻣뻣하게 하는데 일조하는 물질이 하나 더 있다. 바로 소금이다. 소금을 많이 섭취해 혈액 속에 나트륨 함량이 높아지면 엔지오텐신2라는 물질도 같이 많아지게 된다. 엔지오텐신2는 강력한 혈관 수축 물질이다. 당연히 혈관이 수축되며 경직하게 되고 동맥 역시 뻣뻣해지면서 두꺼워진다.

셋째, 비만이다. 비만은 단순히 지방이 많다는 것을 뜻하지는 않는다. 심장병, 당뇨병, 고혈압, 뇌혈관 질환과 모두 직접적으로 연관되어 있다. 미국은 제1차 국민 건강 영양 조사에 참여했던 25~75세의 성인 남녀 14,407명을 대상으로 19년간 추적 조사를 벌였다. 그 결과 체중이 정상인 사람은 소금 섭취와 뇌졸중과의 관계가 뚜렷하게 나타나지 않았다. 반면 과체중이거나 비만인 사람이 소금을 하루에 5.8g(약 1티스푼) 더 섭취했을 경우 뇌졸중 발생률은 32퍼센트나 증가했다. 또한 관상동맥성 심장질환으로 인한 사망률이 44퍼센트, 다른 심혈관 질환으로 사망할 확률이 61퍼센트 증가했다. 비만인 사람이 소금을 많이 섭취하면 그만큼 무덤과 가까워진다는 이야기이다.

넷째, 위암이다. 소금은 위암과 아주 밀접한 연관이 있다. 위암은 위의 점막에서 발생한다. 위에 염증이 발생하면 초기에는 쓰린 정도지만, 염증이 악화되어 궤양이 발생하면 송곳으로 생살을 찌르는 듯 심한 통증을 느끼게 된다. 위의 점막을 훼손시키는 대표적인 원인이 소금이다. 고혈압은 단순히 하루에 섭취하는 소금의 양이 얼마나 많은지에 따라 발생 확률이 결정되지만 위암은 소금이 얼마나 진하게 뭉쳐 있느냐 하는 농축 정도에 많은 영향을 받는다. 따라서 소금이 농축되어 있는 젓갈, 장아찌, 김치, 생선 자반 등을 많이 먹으면 문제가 된다. 실제로 일본인 39,065명을 대상으로 11년 동안 조사한 결과 소금을 많이 섭취한 사람은 그렇지 않은 사람에 비해 위암 발생률이 2배 정도 높았다. 특히 젓갈을 많이 먹는 사람은 먹지 않는 사람에 비해 남자는 3배, 여자는 2.5배 높게 나타났다.

다섯째, 골다공증이다. 뼈에 도움이 되는 무기질은 칼슘이다. 그래서 성장기 아이들에게 우유나 멸치 등을 많이 먹게 하는 것이다. 그런데 소금은 칼슘과 사이가 너무 좋다. 소금이 몸 밖으로 배설될 때마다 혼자만 나가지 않고 꼭 칼슘을 같이 끌고 나간다. 소금 섭취량이 5.8그램 증가하면 칼슘 배설량은 40밀리그램 늘어난다. 결국 소금을 많이 먹으면 골다공증이 오는 시기를 앞당기게 되는 것이다.

여섯째, 신장이 망가진다. 몸에 들어온 소금의 농도를 조절하는 기관이 신장이다. 적당한 양의 소금을 섭취하면 신장은 망가질 일이 없지만 과도하게 섭취할 경우에는 무리가 간다. 35년간 50만 명의 환자를 진료한 서울대병원 신장내과 김성권 명예교수의 《소금중독 대한민국》에서 소금과 신장에 대한 의견을 들어보자.

"한번 나빠지면 치료가 쉽지 않은 기관이 콩팥이다. 환자를 돌보는 의사로서 치료가 어려우면 예방에 나서는 것이 당연하다. 콩팥병을 예방하는 데 소금 섭취를 줄이는 것보다 더 좋은 방법이 없다. 소금에 대한 나의 관심은 이렇게 시작되었다. 소금 섭취를 줄이면 콩팥병만 예방되는 것이 아니다. 인류가 소금 섭취량을 하루 1.5~5.9그램 사이로 조절해 먹으면 많은 질병 위험이 줄어들게 된다. 이를테면 위암은 하루 3.1그램 이하의 소금을 섭취할 때 발병률이 최소화되며, 혈압은 하루 1.5그램 이상 소금을 섭취하면 오르기 시작하지만 하루 섭취량이 3.75그램을 넘지 않으면 고혈압으로 잘 발전하지 않는다. 이처럼 소금과 건강에 대한 새로운 사실이 세계적인 연구를 통해 속속 발표되고 있다. 소금을 잘 알고 대처하는 것만으로도 많은 사람이 100세까지 무병장수할 수 있다."

그렇다면 소금을 얼마나 먹어야 할까?

눈여겨볼 만한 사례가 있다. 브라질 북부에 사는 야노마모족의 이야기인데, 이들은 지금도 원시시대의 생활 방식을 유지하고 있다. 이들은 수렵과 채집 활동으로 생활을 영위하고 있다. 주로 먹는 음식은 바나나와 질갱이다. 바나나와 질갱이를 키워 그 열매를 채집하여 주요 식량으로 삼는다. 때때로 사냥으로 잡은 동물의 고기를 먹기도 한다. 고기가 그들에게 특별한 이유는 채식성 식사를 하다가 고기를 먹었을 때 느끼는 '맛' 때문이다. 고기를 통하여 소금을 섭취하기 때문이다. 사실 야노마모족은 소금이라는 것을 알지 못한다. 단지 본능적으로 소금 속의 나트륨 성분을 필요로 했던 것이고 그것을 동물들의 피와 살을 섭취함으로써 해결했던 것이다. 연구에 의하면 야노마모족은 하루 23밀리그램이라는 아주 적은 양의 나트륨(소금으로는 0.06그램)을 배설한다고 한다. 그러니까 기껏해야 하루에 0.8~0.9그램 정도의 소금을 먹고 있다는 이야기다. 이것은 생명 유지에 꼭 필요하다고 하는 1그램에도 미치지 못하는 양이다. 그렇지만 야노마모족의 평균 수명은 남자가 104세, 여자는 96세이다. 또한 남성의 번식력이 떨어지는 나이도 캐나다인은 55세인데 반하여 야노마모족은 70세이다.

왜 저염 식사가 필요한가?

막스 거슨 박사로부터 유래된 주요한 치료 개념은, 암 환자가 식단에 칼륨을 증가시키고 나트륨은 감소시켰을 때 종양 형성을 억제하는 작용이 나타났다는 것이다. 거슨 박사는 저염식 식사가 온몸의 조직들로부터 남아 있는 나트륨(NA), 염소(CL), 물(H_2O)이 독성 물질을 제거한다고 강력하게 주장했다. 그는 암, 결핵 및 다른 만성병 환자가 2~3일 간의 무염식 식사를 하면 소금(NaCl)의 배설이 증가한다고 했다.

이 소금 배설의 증가는 무염식 식사에서 최대 2주간 높게 유지되다그 수치가 정상으로 떨어진다. 때때로 구토, 설사, 신경 이상과 같은 정화 현상이 돌발적으로 일어나기도 한다. 이 현상은 거슨 협회가 명현현상으로 정의하였다. 그 같은 반응은 담즙의 분비 증가와 장기의 신경 시스템의 자극에 의해 일어난다. 이 같은 명현 현상 뒤에 환자들은 더 편한 기분과 정신적, 신체적으로 나아짐을 느낀다.

머튼 워커, 살롯 거슨, 《거슨 테라피》, 서의석 옮김, 푸른물고기, 2009

26

설탕

달콤한 독

| 설탕 |

허영만 화백은 《식객》의 저자이다 보니 함께 외식을 하고 나면 허 화백의 반응이 어떤지 궁금할 때가 많다. 최악의 반응이 '너무 달아!'라고 하는 것을 알기까지는 시간이 그리 오래 걸리지 않았다.

설탕은 《동의보감》에도 수록되어 있는 귀한 약제였다. "사탕은 성질이 차고性寒 맛은 달며味甘, 독이 없다無毒. 심의 열熱로 입이 마르는 것을 다스린다. 성질이 차서 과용하면 설사하게 된다. 이것은 사탕수수 즙을 달여 만든 것으로 생김새가 모래알 같아서 사탕이라 한다."가 그것이다. 분명 《동의보감》에는 독이 없다고 했는데 필자는 왜 달콤한 독이라고 했을까? 문제는 용량이다. 적게 먹을 때는 아무 문제 없지만 과량을 먹을 때는 독이 되는 것이다.

설탕의 나쁜 점을 하나하나 짚어보자.

첫째, 비만이다. 사실 설탕은 꼭 먹어야 하는 필수 음식은 아니다. 물이나 고기(단백질)처럼 반드시 먹어야 하는 것도 아니고, 군것질용의 음식을 조리할 때 넣는 조미료에 지나지 않는다. 당연히 그만큼의 열량이 더 추가될 것이고 그 열량만큼 살이 찌게 된다. 또 설탕을 먹으면 우리 몸에서는 인슐린이 분비되는데 이 인슐린은 혈액 속에 있는 혈당을 세포 등이 쓸 수 있도록 하지만, 만약 남게 되면 전부 지방으로 저장되는 성질이 있다.

둘째, 관상동맥성 심장 질환이다. 관상동맥은 심장으로 피를 공급하는 동맥이다. 이 동맥에 콜레스테롤이 쌓여 동맥이 점점 좁아지면 심장으로 공급되는 혈액이 줄어들어 운동할 때 가슴에 부담을 느끼게 된다. 이를 협심증이라 하는데 1960년대만 해도 콜레스테롤의 원인이 육류나 버터 등 지방이 많은 음식으로 생각했다. 그러나 요즘은 설탕이 콜레스테롤과 중성 지방의 수치를 올린다고 하여 설탕을 협심증의 원인으로 지목하고 있다.

셋째, 고혈압이다. 미국의 리차드 아렌스 박사가 설탕을 섭취한 쥐에게서 소폭이지만 확실한 혈압 상승을 증명했다. 나중에는 젊은 남성에게 비슷한 실험을 했다. 실험 대상자에게 설탕의 양을 다양하게 넣은 음식을 주었더니, 음식에 들어간 설탕의 양에 비례하여 혈압이 상승했다. 그는 "관상동맥성 심장 질환이 전 세계적으로 유행처럼 퍼진다. 그런데 그것은 대체적으로 포화지방 섭취량에 따른 것이 아니라 자당(설탕) 섭취량의 증가에 따른 것이다."라고 했다.

넷째, 당뇨병이다. 당뇨병 전문가들은 선진국의 당뇨병이 과거보다 훨씬 널리 퍼져 있다고 본다. 요당이나 혈당 검사를 해보면 서구인구의 최소 2퍼센트 정도는 가벼운 당뇨병 환자일 것이다. 또한 대체로 가난한 나라보다는 부유한 나라에 더 많이 퍼져 있다. 남아프리카공화국 나탈의 캠벨 박사가 연구한 인도인 후손의 당뇨병 유병률은 인도 국민의 유병률보다 훨씬 높았다. 나탈 주민의 평균 설탕 섭취량은 연간 50킬로그램 이상이고, 인도 국민의 경우는 7~9킬로그램이다. 게다가 나탈의 인도인 후손 중에서도 빈민층보다 부유층에서 당뇨병 환자가 훨씬 많았다. 사실 사람들은 오래 전부터 설탕 섭취가 당뇨병의 원인이 될 수도 있다고 생각해왔다. 인슐린이 발견되기 전까지 100년이 넘는 기간 동안 가장 좋은 치료법은 탄수화물, 특히 설탕이 적은 음식이라고 생각했기 때문이다.

다섯째, 저혈당증이다. 저혈당증을 가장 잘 아는 사람은 당뇨병 환자다. 인슐린 주사나 경구약을 지나치게 투약하다 보면 조만간 인슐린 과잉 상태에 이르게 된다. 그러면 혈당이 지나치게 떨어져서 저혈당증을 앓게 되는데, 심하면 의식 불명 상태에 빠지기도 한다. 사실저혈당증은 당뇨병이 없는 상태에서도 많이 생긴다. 물론 이때 정신을 잃는 심각한 상태까지 이르는 경우는 거의 없다. 사람이 배가 고프고 힘이 없다고 느껴지기 시작하면 땀을 흘린다. 그다음에는 온몸이 떨리고 현기증이 나며 심한 두통이 온다. 이 증상이 지속되면 정신적으로 혼란스럽고 비틀거리며 횡설수설하게 될 수도 있다. 이 모든 증상은 혈당이 비정상적으로 떨어졌기 때문에 생긴다. 이렇게 되는 가장 흔한 이유는 탄수화물, 특히 설탕을 많이 섭취했기 때문이다. 설탕을 많이 섭취하면 몸에서는 인슐린이 과도하게 나온다. 그렇게 되면 혈당 수치가 비정상적으로 과도하게 떨어지고 이것이 저혈당증이 된다.

여섯째, 암이다. 설탕 섭취와 가장 관련이 있는 암은 대장암과 유방암이다. 유방암 발병은 여성 호르몬인 에스트로겐과 밀접한 연관이 있다. 대장암도 미국과 하와이, 영국의 연구자들은 유방암처럼 에스트로겐과 연관이 있을 것으로 생각된다. 결국 암의 원인이 무엇으로 판명되더라도 과도한 설탕 섭취가 인슐린과 에스트로겐의 혈중 농도를 높일 수 있다는 것은 사실이다.

일곱째, 치매다. 혈관성 치매의 원인은 크게 두 가지로 꼽는다. 첫째는 설탕의 대사 과정 중에 생기는 최종 산물이 신경 종말을 직접 공격하는 것이고 둘째는 뇌졸중, 고혈압, 당뇨병이 모든 뇌 속 혈액의 흐름을 막아 뇌세포가 죽는다는 것이다. 두 가지 원인 모두 다 설탕 섭취를 줄임으로써 예방할 수 있다.

여덟째, 노화다. 생후 한 달 된 어린 쥐 28마리 중 14마리에게는 설탕이 없는 먹이를 주고, 다른 14마리에게는 설탕이 들어간 먹이를 주었다. 설탕이 없는 먹이군에서는 2년 뒤 8마리가 살아남았고, 설탕이 있는 먹이군에서는 2년 뒤 3마리만 살아남았다. 미국 농무성에서도 진행한 실험이 있다. 설탕이 없는 먹이를 먹은 쥐는 595일, 설탕이 있는 먹이를 먹은 쥐는 444일을 살았다. 인간의 생존 기간이 70년에서 51년으로 줄어든 셈이다.

아홉째, 심한 소화불량이다. 심한 소화불량은 스트레스를 많이 받는 사람에게 생긴다. 위궤양이나 십이지장궤양 환자에게 설탕이 많이 들어간 음식을 먹이면 위산의 산도는 20퍼센트 높아지고 효소 작용은 거의 3배 정도 높아진다. 순한 자극에도 훨씬 민감하게 작용한다는 것이다. 같은 이유로 식도 열공 헤르니아, 담석증, 크론병도 설탕을 먹으면 증상이 심해진다.

열째, 눈, 치아, 피부, 관절, 간에 손상을 준다. 당뇨병 환자들은 눈이 나빠지고, 몸 안에 염증이 생기기 때문에 여드름과 같은 피부 질환이나 통풍이나 류마티즘 같은 관절 부위에 염증을 유발할 수 있다. 간에서도 알코올과 함께 섬유화를 일으키는데 이 섬유증은 훗날 간경변증으로 발전할 수 있다.

설탕을 먹고 사는 암

오토 바르부르크Otto Warburg 박사가 1931년 암의 에너지 주기 연구로 노벨 의학상을 탄 이후로 당이 암의 진행과 연관성이 있다고 여겨졌습니다. 바르부르크 박사가 발견한 사실은 비정상 세포는 산소 없이 에너지를 전환하는 반면, 정상 세포는 산소를 촉매제로 이용해 에너지 전환을 한다는 내용이었습니다. 산소 없이 이루어지는 암의 진행은 심한 운동 후에 근육에 젖산이 생기는 현상이나, 맥주 효모균이 설탕이나 식물의 섬유소를 알코올, 이산화탄소, 물로 전환시키는 현상과 유사합니다.

이 모든 과정에 설탕이 필요합니다. 바르부르크 박사는 또한 몸으로 하여금 탄수화물이나 지방 대신에 단백질에서 당분을 얻게 만드는 암의 작용을 설명했습니다. 글리코겐 합성Glycogenesis이라는 과정에서 암은 영양을 공급받고, 정작 몸은 기아에 허덕이며 쇠약해집니다. 추가적으로, 몸은 정상 세포의 성장률보다 8배가 빠른 암세포의 성장 속도를 따라가야 합니다. 그렇기에 결국에는 대개 죽음에 이르게 됩니다.

암이 설탕을 먹고 산다는 다른 증거가 있습니다. 양전자 방출 단층 촬영술PET을 할 때, 약간의 방사성 포도당 용액을 혈류에 주입한 후 암을 찾아내는 데는 이유가 있습니다. 용액이 곧바로 암에 도달하면, 방사선이 뇌와 기타 조직의 비정상적인 부분을 빛나게 합니다. PET 스캔을 시행하는 여러 병원의 웹사이트에는 뇌와 심장, 폐 등이 용액의 당분을 다량 섭취해서 문제가 있는 부위가 방사능에 의해 표시된다고 공지되어 있습니다. 또한 PET 스캔으로 몸속 어디에 생긴 암이든 탐지합니다.

낸시 애플턴, G.N.제이콥스, 《설탕 중독》, 이문영 옮김, 싸이프레스, 2011

27

삼겹살

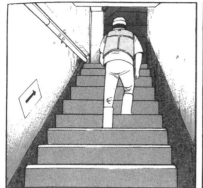
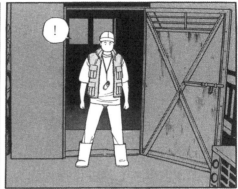

!

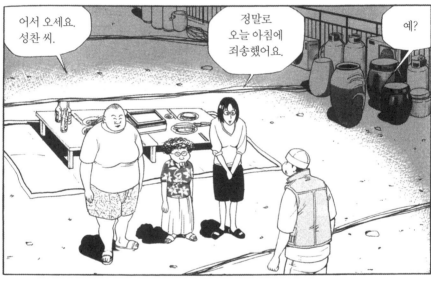

어서 오세요.
성찬 씨.

정말로
오늘 아침에
죄송했어요.

예?

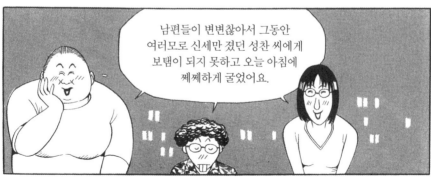

남편들이 변변찮아서 그동안
여러모로 신세만 졌던 성찬 씨에게
보탬이 되지 못하고 오늘 아침에
쩨쩨하게 굴었어요.

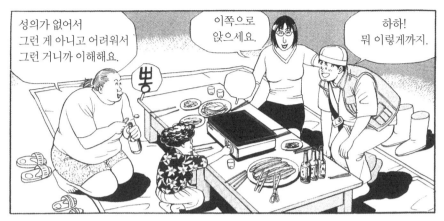

성의가 없어서 그런 게 아니고 어려워서 그런 거니까 이해해요.

이쪽으로 앉으세요.

하하! 뭐 이렇게까지.

뿡

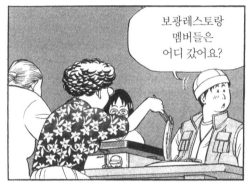

보광레스토랑 멤버들은 어디 갔어요?

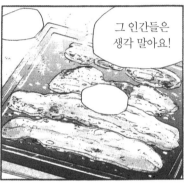

그 인간들은 생각 말아요!

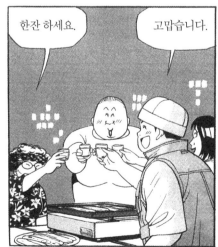

한잔 하세요.

고맙습니다.

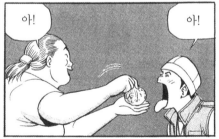

아!

아!

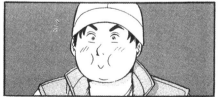

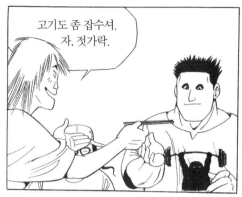

고기도 좀 잡수서.
자, 젓가락.

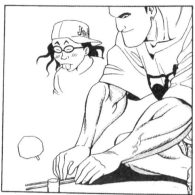

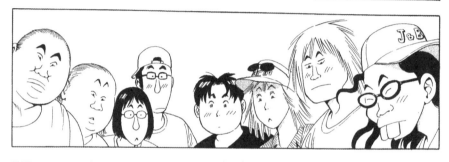

그 사이에 식사하고 오신 건
아닐 테고 상추쌈에 목삼겹살
구운 것, 마늘을 넣은 특별
서비스 나갑니다!

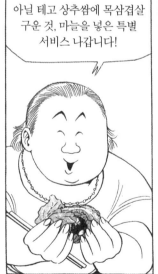

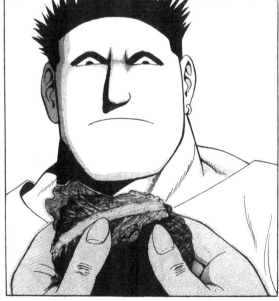

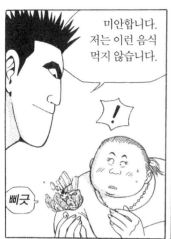

미안합니다.
저는 이런 음식
먹지 않습니다.

！

삐긋

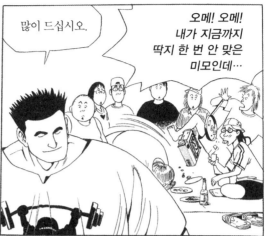

많이 드십시오.

오메! 오메!
내가 지금까지
딱지 한 번 안 맞은
미모인데…

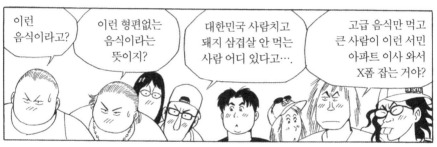

이런
음식이라고?

이런 형편없는
음식이라는
뜻이지?

대한민국 사람치고
돼지 삼겹살 안 먹는
사람 어디 있다고….

고급 음식만 먹고
큰 사람이 이런 서민
아파트 이사 와서
X폼 잡는 거야?

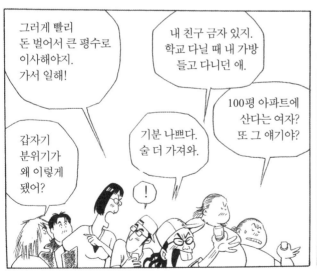

그러게 빨리
돈 벌어서 큰 평수로
이사해야지.
가서 일해!

내 친구 금자 있지.
학교 다닐 때 내 가방
들고 다니던 애.

100평 아파트에
산다는 여자?
또 그 얘기야?

갑자기
분위기가
왜 이렇게
됐어?

기분 나쁘다.
술 더 가져와.

！

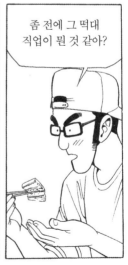

좀 전에 그 떡대
직업이 뭔 것 같아?

뜻밖의 트랜스 지방

| 삼겹살 |

트랜스 지방은 식품을 섭취할 때 피해야 하는 대표적인 물질로 알려져 있다. 영국 의학 전문지 〈랜싯〉에서는 트랜스 지방 섭취를 2퍼센트 늘리면 심장병 발생 위험이 25퍼센트 증가하고, 하버드대학교에선 트랜스 지방이 간암, 유방암, 위암, 대장암 및 당뇨병의 발생과 관련이 있다는 연구 결과를 내놓기도 했다. 그래서 전자레인지용 팝콘, 감자튀김, 크루아상, 페이스트리 등 트랜스 지방이 많이 들어간 음식을 피하는 사람이 점점 늘어나고 있는 것이 현실이다. 그런데 삼겹살에도 트랜스 지방이 나온다는 실험 결과가 있어 여기에 소개한다. 이 실험 결과는 모두 안병수 후델식품건강연구소 소장의《내 아이를 해치는 맛있는 유혹 트랜스 지방》에서 인용하였음을 먼저 밝혀둔다.

처음 한 검사 결과에서는 구운 삼겹살에서 트랜스 지방이 0.25퍼센트가 나왔다. 있을 것으로 예상은 했으면서도 너무 높은 수치에 당혹스러웠다. 사람의 일인지라 언제든 실수가 있을 수 있기 때문에 두 번째는 비싼 삼겹살로 조금 넉넉하게 보냈다. 그러면서 생육生肉도 함께 샘플로 보냈다. 생육에 트랜스 지방산이 있는지 확인하기 위해서다. 물론 돼지고기에는 트랜스 지방이 없을 것으로 예상했다. 자연의 산물이기 때문이다. 자연계에 존재한다는 공액형 트랜스 지방산조차도 없을 것이다. 하지만 모를 일이다. 확인해봐야 한다. 굽는 방법을 이번에는 두 가지로 해보기로 했다. 하나는 프라이팬을 이용해 굽는 것이다. 먼저와 동일한 방법이다. 다른 하나는 돌판을 이용하여 구웠다. 이른바 돌판 구이 삼겹살이다.

	삼겹살 생육	프라이팬 구이 (중불, 5분 30초)	돌판 구이 (중불, 7분)
트랜스 지방산	0.11%	0.16%	0.15%

프라이팬 구이의 수치가 가장 먼저 들어왔다. 먼젓번 수치보다는 낮게 나왔지만 여전히 검출되고 있다. 다음으로 내 시선을 잡은 것은 생육의 데이터다. 0.11퍼센트. 돼지고기에도 트랜스 지방산이 들어 있구나! 이 데이터가 맞는 것일까? 맞는다면 예사로이 보아 넘길 일이 아니다. 고기를 먹으면서까지 트랜스 지방산 걱정을 해야 할 판이니 말이다. 그런데 이 분석표를 본 순간 저자는 딜레마에 빠지지 않을 수 없었다. 데이터는 일단 생육보다는 구운 삼겹살의 트랜스 지방

산 수치가 더 높다는 사실을 알려주고 있다. 프라이팬 구이와의 차이가 0.05퍼센트 포인트다. 이 차이의 의미는 무엇일까? 고기를 굽는 과정에서 트랜스 지방산이 그만큼 늘어났다는 뜻일까? 그렇게 볼 수 없다는 데에 문제가 있었다. 삼겹살을 굽는 과정을 생각해보자. 가열을 시작하면 가장 먼저 고기의 수분이 빠져나간다. 곧이어 기름이 흘러내린다. 그래서 굽고 나면 고기의 양이 줄어든다. 무게가 준다는 말이다. 결국 '수분이 증발하는 양'과 '기름이 빠져 나가는 양'을 알면 트랜스 지방산이 얼마나 생겼는지 정확히 알 수 있다. 저자는 즉시 다음 실험에 착수했다. 이번엔 다른 정육점에서 삼겹살을 구입했다. 마찬가지로 고기를 굽되 중량 감소를 정확히 체크했다. 즉시 분석 기관에 넘겼다. 물론 지방 함량 분석도 함께 의뢰했다. 곧이어 저자는 삼겹살을 또 구입했다. 이번에는 미국산 수입 삼겹살을 선택했다.

세 번째 분석 결과가 나왔다.

	심겹실 생육	프라이팬 구이 (중불, 5분 30초)	스팀 증숙 (중불, 6분)
중량 변화	100g	100g–45.6g	100g–66.7g
조지방	24.54%	27.99%	31.53%
트랜스 지방산 (유실 수분, 기름 제외)	0.25%	0.32%	0.35%
트랜스 지방산 총량 (유실 수분, 기름 포함)	0.25%	0.28%	0.27%

세 번째 삼겹살 샘플에도 역시 트랜스 지방산이 들어 있었다. 생육 0.25퍼센트, 프라이팬 구이 0.28퍼센트, 스팀 증숙*이 0.35퍼센트였다. 이번엔 스팀으로 익히는 방법을 새롭게 넣었다. 프라이팬 구이와는 가열 방식이 전혀 다르니 차이가 나지 않을까 해서다. 위의 도표를 보면 삼겹살 생육에는 트랜스 지방산이 0.25퍼센트 들어 있다. 이걸 익히기 위해 가열했더니 트랜스 지방산 총량이 프라이팬 구이는 0.28퍼센트, 스팀 증숙은 0.27퍼센트로 각각 0.02퍼센트, 0.03퍼센트 늘어났다. 저자는 생육의 10퍼센트도 안 되기 때문에 큰 차이가 없다고 생각했다. 이것은 삼겹살을 어떤 식으로 익히든 트랜스 지방산에는 큰 변화가 없다는 말이다. 결국 생육에 들어 있는 트랜스 지방산이 문제란 뜻이다. 다음은 미국산 삼겹살의 샘플 결과표다.

	삼겹살 생육	프라이팬 구이 (중불, 5분 30초)	삶은 수육 (중불, 5분)	숯불구이 (약불, 7분 30초)
중량 변화	100g	100g–56.0g	100g–67.0g	100–39.3g
조지방	44.59%	25.43%	45.68%	24.87%
트랜스 지방산 (유실 수분, 기름 제외)	0.01%	0.06%	0.11%	0.06%
트랜스 지방산 총량 (유실 수분, 기름 포함)	0.001%	0.105%	0.107%	0.107%

● 삼겹살을 떠 찌는 식으로 익히는 것

이번 샘플에는 수육도 있고 숯불구이도 있다. 이 데이터 역시 앞의 결과와 같은 경향을 보여주고 있다. 여러 가지 익히는 방법에 따라 트랜스 지방산이 조금씩 늘었지만 그 차이가 크지 않고, 무시할 수 있는 정도라는 것이다. 결국 삼겹살 생육에 있는 트랜스 지방산이 문제라는 말이다.

어떻게 삼겹살 생육에 트랜스 지방산이 있게 된 걸까? 답은 사료에 있다. 돼지는 사람과 같이 잡식성이다. 때문에 아무것이나 주는 대로 먹는데 특히 폐과廢菓 같은 것을 좋아한다고 한다. 공장에서 잘못 만들어진 것, 매장에서 반품되어 들어온 것, 유통기한이 지나버린 것 등이 폐과인데 축산업자들이 싼값에 구입한다고 한다. 이렇게 트랜스 지방산이 들어 있는 사료를 먹는 돼지를 우리가 먹고 있는 것이다. 캐나다의 우도 에라스머스라는 생리학자는 이렇게 말했다.

"돼지나 닭과 같은 일반 가축의 체내에서도 트랜스 지방산이 발견되곤 합니다. 트랜스 지방산으로 오염된 가공식품을 먹었기 때문이죠. 물론 반추동물의 공액형 트랜스 지방산은 생성 경로가 다릅니다만, 이런 축산물을 사람이 먹게 되면 그 트랜스 지방산이 인체로 그대로 이행됩니다. 하지만 방목하여 키운 가축의 고기는 그런 걱정을 하실 필요가 없죠. 생선도 마찬가지예요. 가급적 자연산을 드세요. 트랜스 지방산을 피하기 위한 가장 확실한 방법, 유기농 청정 농산물을 먹는 일입니다."

가축뿐만 아니라 어류까지도 먹이 속의 트랜스 지방산이 문제가 된다는 것이 에라스머스 박사의 설명이다.

저자는 다음과 결론으로 말을 마치고 있다.

"트랜스 지방산이 들어 있는 음식 찌꺼기는 퇴비로도 사용해선 안 된다. 언젠가는 식물성 식품에서도 트랜스 지방산이 검출됐다고 법석을 떨지 모르기 때문이다. 가장 시급한 것은 트랜스 지방산의 출로를 봉쇄하는 일이다. 자연과는 코드가 다른 인공 기름이 계속 만들어지는 한, 먹이사슬의 황폐화는 더욱 빠르게 진행될 것이다."

2004년 10월 26일 UPI 보고서

　　사우스캐롤라이나 연구원들은 패스트푸드에 들어 있는 트랜스 지방이 기억력과 학습 능력을 저하시킨다고 말한다. 이번 주에 샌디에이고에서 사우스캐롤라이나 의대 신경학자인 로타 그랜홈의 연구에 대해 토론하는 회의가 열렸다. 로타는 한 무리의 쥐에게 트랜스 지방이 10퍼센트인 일반 코코넛 경화유를 함유한 음식을 먹였다. 또 다른 무리에게는 같은 음식이지만 코코넛유 대신 트랜스 지방이 아닌 대두유를 먹였다. 그리고 6주가 지난 후 그 동물들에게 미로 실험을 했다. 코코넛유를 섭취한 무리는 특히 집중적인 정신 에너지를 요구하는 실험에서 훨씬 많은 실수를 했다. 로타는 '트랜스 지방이 기억력을 심각하게 훼손한다'고 말했다. 또한 트랜스 지방이 뉴런의 신호 교환을 도와주는 단백질을 파괴하는 것 같다고 말했다. 코코넛유를 먹은 동물들은 미세소관 단백질로 알려진 미분자들이 훨씬 적었기 때문이다. 로타는 트랜스 지방이 두뇌에 염증을 일으켜서 단백질을 파괴하는 게 아닌가 의심했다.

모건 스펄록, 《먹지마, 똥이야!》, 노혜숙 옮김, 동녘라이프, 2006

28

타르 색소

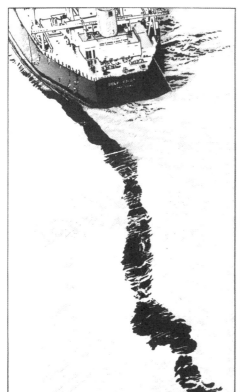

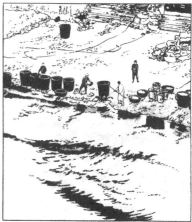

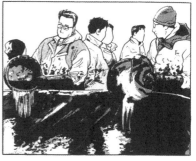

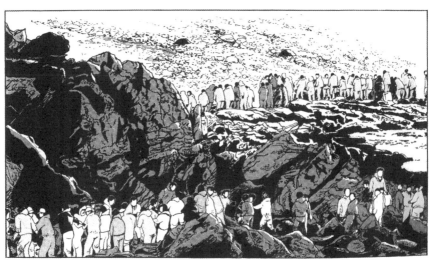

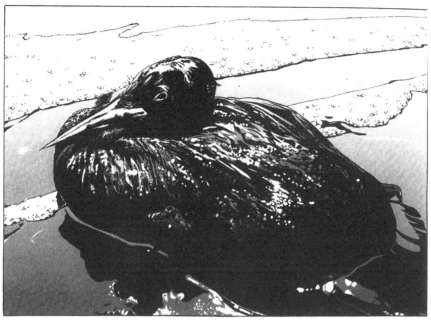

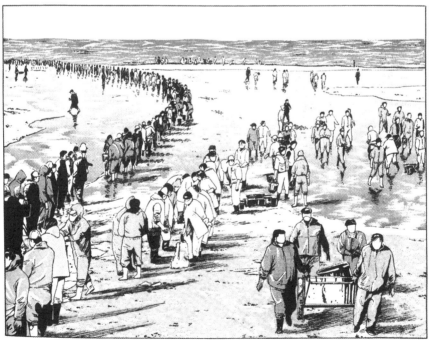

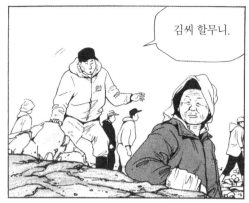

김씨 할무니.

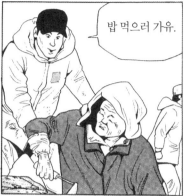

밥 먹으러 가유.

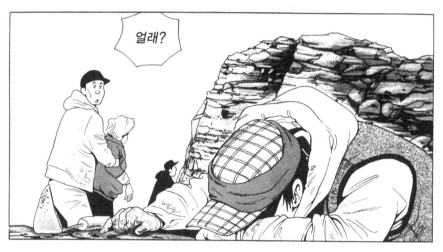

얼래?

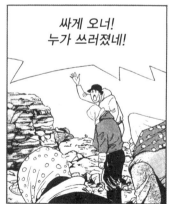

싸게 오너!
누가 쓰러졌네!

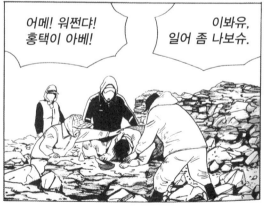

어메! 워쩐댜!
홍택이 아베!

이봐유,
일어 좀 나보슈.

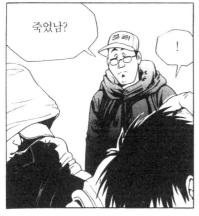

죽었남?

!

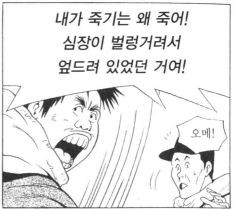

내가 죽기는 왜 죽어!
심장이 벌렁거려서
엎드려 있었던 거여!

오메!

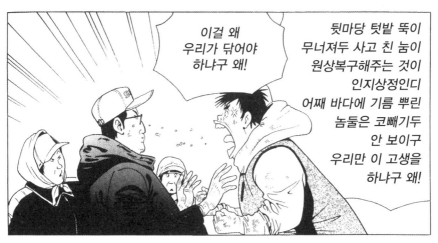

이걸 왜
우리가 닦어야
하냐구 왜!

뒷마당 텃밭 뚝이
무너져두 사고 친 눔이
원상복구해주는 것이
인지상정인디
어째 바다에 기름 뿌린
놈들은 코빼기두
안 보이구
우리만 이 고생을
하냐구 왜!

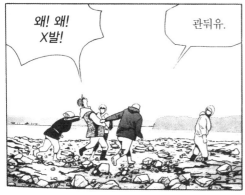

왜! 왜!
X발!

관둬유.

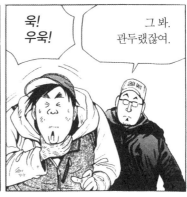

욱!
우욱!

그 봐.
관두랬잖여.

알고 먹으면 더 무서운
식품첨가물

| 타르 색소 |

타르 색소는 비교적 최근에 쓰인 식품첨가물이다. 때문에 한의사보다는 식품첨가물 전문가가 하는 이야기가 더 재미있을 것이다. 조금 길지만 최낙언 작가의《아무도 알려주지 않는 진짜 식품첨가물 이야기》를 옮겨보았다.

"천연색소는 대부분 유용성이고, 합성색소는 용해도를 높이기 위해 나트륨을 첨가한 상태다. 그리고 우리 몸은 70퍼센트가 물이기 때문에 물에 녹는 물질은 독성이 적다. 다시 말해 천연색소만큼이나 검증된 합성색소도 안전하다는 소리다. 흔히 합성색소를 끈적이는 타르에서 뽑아낸 물질이라 폄하하지만, 석유도 엄연한 천연물이고 타르는 그중에서 식물의 구조를 유지하는 리그닌의 산물이며, 이 물질

312

에서 분해한 화합물이 색소의 원료일 뿐 아니라 아스피린 등 수많은 약의 원료라는 사실은 모른다. 사실 화학 산업의 모태는 색소와 향료 산업으로, 이들을 만드는 기술과 제약업의 토대가 되었다. 단지 출처가 석유라는 이유로 막연한 불안감을 느낀다면 석유의 기원을 한번 생각해보기 바란다. 석유는 인간의 어떤 인위적인 간섭도 없이 자연 그대로의 유기물(생명체)이 오랜 시간을 지나 만들어진 순수한 천연물 그 자체다. 그런 천연물(석유)을 단지 끓는점의 차이로 분류했다고 합성품이 되는 것도 아니고 성질이 바뀌는 것도 아니다. 콜타르도 순수한 천연물이다. 왜 모든 천연물은 무조건 안전하다 하면서 출처가 석유라고 하면 무조건 불신하는지 이해하기가 어렵다. 석유에서 많은 유기화합물이 만들어지는 것은 석유가 가장 저렴한 유기물(천연물)이어서 그런 것이지 석유에 뭔가 특별한 힘이 있어서가 아니다. 석유 대신 다른 천연물에서 만들어도 결과물은 똑같다. 단지 가격만 비싸질 뿐이다. 천연색소가 비싸더라도 가치가 있는 것이면 반대할 이유가 전혀 없다. 가격이 비싼 원료를 특정 기업만 사용한다면 그 기업의 경쟁력에 문제가 되겠지만 전 기업이 똑같은 조건에서 경쟁하면 제품 가격만 조금 인상될 뿐이지 문제될 것은 없다. 더구나 첨가물 회사에서는 색소 시장이 10배 이상 커지는 효과가 있으니 반대할 이유가 하나도 없다. 하지만 천연색소는 근본적인 결함이 있고 안전성도 충분히 검증되지 않았다. 또한 이용성 개선을 위한 처리 과정을 필요로 한다. 반면에 합성색소는 생각보다 훨씬 안전하다. 더구나 색은 아주 사소한 현상이라 매우 작은 양을 쓴다. 나라면 천연색소보다 지금까지 오랜 기간 사용하여 충분히 검증된 합성색소를 택하겠다. 그렇지만 합성색소가 아무리 안전하다고 해도 아무런 가치가 없는 색소를 단지 시각적 만족을 위해 많이 사용하는 것은 바람직하지 않다. 욕망을 절제하는 것이 멋지지 욕망에 매달리는 모습은 별로다.

어쨌든 현재의 가공식품에 사용되는 색소는 대부분 천연으로 바뀌었다. 우리나라 전체 합성색소 사용량은 10억 원 이하다. 가격도 비싸 양으로 치면 정말 미미하다. 그런데 인터넷에는 모든 가공식품에 합성색소가 사용되는 양 걱정이 넘치고 있다. 거짓을 양산하는 건강 전도사 때문에 색소가 천연으로 바뀌면서 색소 시장이 100억 원대로 10배 이상 커졌다. 첨가물 업체 입장에서는 감사할 일이다. 물론 최종 비용은 소비자의 몫이지만 말이다."

사실 초기에는 19종의 타르 색소가 식용으로 허용되었지만 ADHD(주의력 결핍, 과잉 행동 장애) 등 유해성 논란으로 2018년 현재 국내에서 허용 중인 색소는 적색 2호, 적색 3호, 적색 40호, 적색 102호, 황색 4호, 황색 5호, 녹색 3호, 청색 1호, 청색 2호 등 9종이다. 입체마다 이 9종의 색소를 조합하고 여기에 다른 첨가물과 함께 고유의 색감을 연출하게 된다.

그동안 우리나라는 타르 색소 사용이 가능한 식품을 지정하고 있을 뿐 허용 기준치를 별도로 규정하고 있지 않아 업체가 아무리 많은 타르 색소를 사용하더라도 이를 제재할 방법이 없었다. 무분별한 타르 색소 사용에 대한 문제가 계속 제기되자 지난 2015년 식약처는 식용 타르 색소를 사용할 수 있는 식품의 종류와 식품별 사용 가능량을 제한했다. 당시 식약처는 '우리 국민의 식용 타르 색소류 평균 섭취량은 일일 섭취 허용량 대비 0.28퍼센트로 안전한 수준이지만 사용 금지 식품만을 정하면 적정량 이상으로 사용될 우려가 있어 사용 가능한 최대량 기준을 도입하게 됐다'고 설명했다.

그러나 현재 우리나라에서 식용으로 허용하고 있는 적색 40호, 황색 4호, 황색 5호 등은 어린이가 장기간 섭취할 경우 천식 등을 일으키고, 주의력 결핍 등을 유발할 수 있다는 연구 보고가 나온 바 있으며, 녹색 5호는 유럽연합EU에서 아토피 발생 위험이 높아진다는 연구 결과를 이유로 일찌감치 사용을 금지하고 있다.

한국소비자보호원 측에서도 '어린이 ADHD를 유발하는 등 타르 색소의 안전성에 대한 다양한 논란이 국내외에서 지속되고 있는 만큼 어린이 기호 식품 등에 타르 색소의 사용을 전면 금지하는 조치가 무엇보다 시급하다'고 말했다.

물벼룩과 형광성 박테리아를 이용한 타르색소의 독성평가

전 세계적으로 유통되고 있는 화학물질의 수는 10만 종에 이르며 국내의 경우 3만 8천여 종의 화학물질이 사용되고 있다. 또한 매년 2천여 종의 화학물질이 개발되고 있으며 국내에서도 매년 300여

종의 화학물질이 국내에 신규로 등록 및 유통되고 있다. (중략) 과거에는 자연계에 있는 식물에서 추출한 식물 색소를 식품 착색에 이용하였으나 천연색소는 추출하기가 힘들고 색의 종류가 다양하지 못할 뿐만 아니라 가격이 비싸고 공급도 불충분하며, 가공이나 유통 과정 중 색의 변색, 탈색을 일으키는 단점들이 있다. 물벼룩과 형광성 박테리아를 이용한 타르 색소의 독성 평가 결과와 결론을 요약하면 다음과 같다.

1) 형광성 박테리아의 독성 순위는 5min-EC50일 때 적색 3호, 황색 5호, 적색 2호, 황색 4호, 청색 1호 순이며, 15min- EC50일 때와 30min-EC50일 때는 황색 5호, 적색 3호, 적색 2호, 황색 5호, 청색 1호 순으로 나타났다.

2) 물벼룩의 독성 순위는 24hr-LC50일 때와 48hr-LC50일 때는 적색 3호, 황색 5호, 적색 3호, 황색 4호, 청색 1호 순으로 나왔다.

3) 5종의 타르 색소의 급성 독성 실험 결과 물벼룩 실험에서 가장 큰 독성을 나타낸 적색 3호는 24hr-LC50을 기준으로 약 60배 정도이며, 형광성 박테리아는 15min-EC50을 기준으로 황색 5호가 청색 1호보다 19배 정도로 크게 나왔다.

이 연구의 결과로 얻어진 독성치보다 높은 농도가 유출되었을 경우 먹이사슬에 의한 생물 농축으로 인해 수계와 인간에게까지 영향을 줄 것으로 사료된다.

추연종, 김건흥, 김형수,
〈물벼룩과 형광성 박테리아를 이용한 타르색소의 독성평가〉,
한국습지학회지, 2007

29

피부 단식

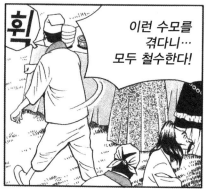

휙

이런 수모를 겪다니…
모두 철수한다!

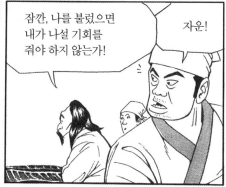

잠깐, 나를 불렀으면
내가 나설 기회를
줘야 하지 않는가!

자운!

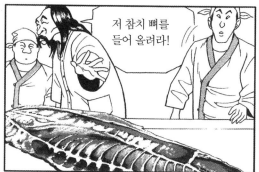

저 참치 뼈를
들어 올려라!

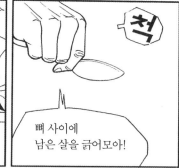

척

뼈 사이에
남은 살을 긁어모아!

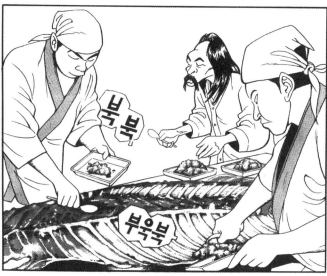

북
북

부욱북

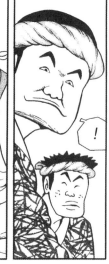

!

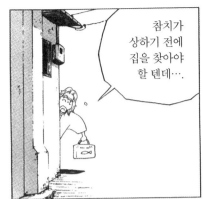

참치가 상하기 전에 집을 찾아야 할 텐데….

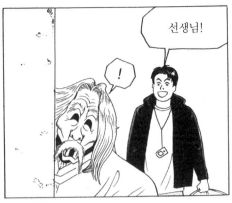

선생님!

!

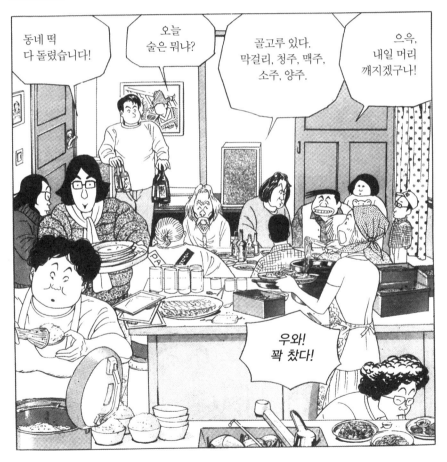

동네 떡 다 돌렸습니다!

오늘 술은 뭐냐?

골고루 있다. 막걸리, 청주, 맥주, 소주, 양주.

으윽, 내일 머리 깨지겠구나!

우와! 꽉 찼다!

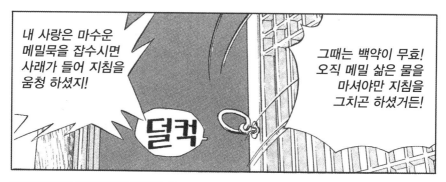

내 사랑은 마수운 메밀묵을 잡수시면 사래가 들어 지침을 움청 하셨지!

그때는 백약이 무효! 오직 메밀 삶은 물을 마셔야만 지침을 그치곤 하셨거든!

덜컥

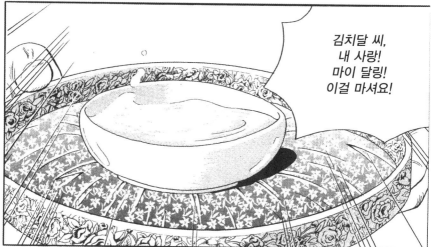

김치달 씨, 내 사랑! 마이 달링! 이걸 마셔요!

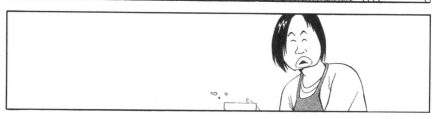

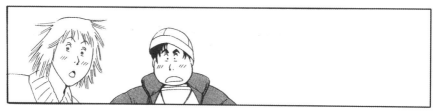

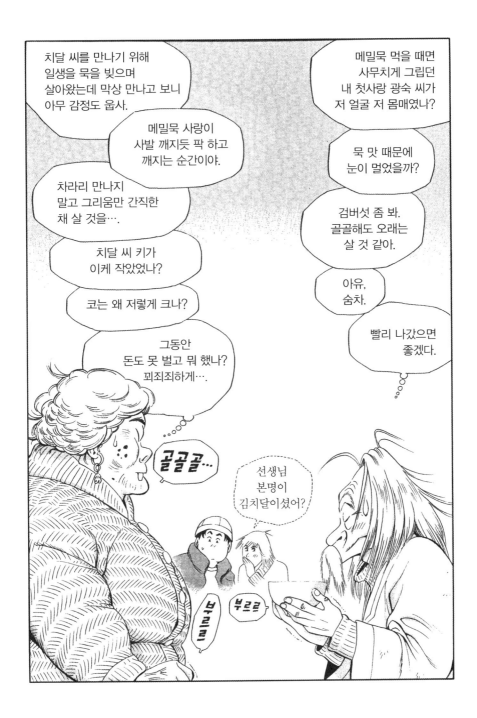

피부 보호를 방해하는
화학제품

| 피부 단식 |

피부는 인체에서 가장 큰 장기다. 성인 피부의 총면적은 1.6미터나 되고 무게도 3~4킬로그램이나 된다. 두 번째로 큰 뇌가 약 1.4킬로그램이고, 세 번째인 간이 약 1.2~2킬로그램이라고 하니 피부가 얼마나 큰 무게를 차지하는지 알 수 있다.

이렇게 무거운 피부는 몸의 표면을 감싸 수분의 증발을 막는 중요한 역할을 한다. 피부 세포들은 이 역할을 수행하기 위해 스스로 보습 성분을 만들어내는데 이를 '천연 보습 인자'라고 한다. 세계적인 화장품 회사들이 막대한 자본과 인력을 투입하여 다양한 보습 성분들을 연구, 개발하고 있지만 아직까지도 피부가 자체적으로 만든 천연 보습 인자의 보습력에는 따라가지 못하고 있다. 인공적으로 만든 보습 성분의 효과는 천연 보습 인자의 1퍼센트에도 미치지 못한다는 주장도 있다. 인체에는 종류가 다양한 수많은 세균이 살고 있다. 이 세균을 상재균이라 하는데 이 상재균의 가장 큰 역할은 곰팡이나 효모균, 기타 잡균들로부터 인체를 보호하는 것이다. 상재균은 피지나 땀을 먹고 산을 배출하는데, 이 산 덕분에 피부는 항상 약산성으로 유지된다. 곰팡이, 효모균, 기타 잡균들은 알칼리성을 좋아하기 때문에 상재균 덕분에 약산성으로 유지되는 피부에는 접근할 수 없게 된다.

피부가 먹지 않아야 할 화장품의 다섯 가지 폐해를 알아보자.

첫 번째는 물이다. 물이 피부에 좋지 않다고 하면 의외라고 생각할지 모르겠다. 보통 '피부 보습에는 수분 보충이 필요하다'라는 것이 상식이기 때문이다. 물을 밖에서 보충해서 피부가 촉촉해진다면 얼굴을 씻은 후나 세안 후에 물기를 닦지 말고 그대로 두어야 맞다. 단순하게 생각해봤을 때, 피부의 물은 계속 증발하기 때문에 건조해진다. 건조하면 피부도 같이 마르게 되니 피부 표면을 망가뜨린다. 간혹 화장수에는 히알루론산이나 콜라겐 같은 보습 성분이 있지 않느냐고 묻는 사람이 있다. 이 성분들은 물속에서 가루 형태로 존재한다. 당연히 물이 마르면 가루 형태로 남게 된다. 마치 기저귀 때문에 피부가 축축할 때 베이비파우더를 뿌리는 것과 똑같이 말이다. 결국 피부가 건조해지는 것은 시간의 차이만 있을 뿐이다.

두 번째는 계면활성제이다. 피부에 바르는 크림은 물과 기름을 섞어서 만든다. 그런데 물과 기름은 섞이지 않는다. 물과 기름의 경계면을 활성화해야 하므로 계면활성제를 이용해 서로 섞이게 도와주는 것이다. 그런데 계면활성제는 분자량이 작아 피부에 묻으면 즉시 모세혈관 속으로 스며든다. 이렇게 피부를 통하여 침투한 이물질은 분해되기 어려운 특징이 있어 인체에 남아 피부병이나 암을 유발시킨다. 자외선은 피부암을 유발하는 발암물질이다. 때문에 우리나라에서도 자외선 차단제를 많이 바르고 있다. 대부분의 자외선 차단제는 계면활성제가 든 크림 형태이기 때문에 자외선 차단제를 쓸 경우 득실을 잘 따져봐야 한다. 학자들은 '15분 이상 햇빛을 쪼일 경우 자외선 차단제를 써야 하지만, 그 이하일 경우 차단제를 바르지 않는 것이 피부에 더 좋다'고 한다.

세 번째는 방부제이다. 화장수나 크림, 파운데이션과 같은 화장품은 몇 년이 지나도 썩지 않는다. 그 안에 든 파라벤과 같은 방부제 때문인데 그 살균력은 소독약보다 훨씬 강하다. 그러므로 화장품을 매일 바르는 것은 상재균을 매일 죽이는 것과 같다. 피부를 보호하는 상재균이 줄어들면 피부에는 온갖 잡균들의 서식처가 될 수밖에 없다.

네 번째는 문지르는 것이다. 문지르는 행위는 피부에 확실한 상처를 준다. 자가 보습 인자는 장어의 점액처럼 우리의 피부를 건조함으로부터 지켜준다. 점액을 문질러 벗겨내면 장어의 피부가 말라버리는 것과 마찬가지로 자가 보습 인자를 벗겨내면 우리의 피부도 말라버린다. 그러나 많은 여성이 세안하면서 문지르고, 또 수건으로도 문지르고, 화장수나 유액을 화장 솜에 묻혀 문지르고, 크림을 문질러 바른다. 오래지 않아 피부 건강이 나빠지고 세포분열이 멈춰 피부가

얇아지고 위축되기 때문에 피부 결도 사라진다. 이뿐만이 아니다. 문지르는 자극은 염증을 일으키고 피부 속 멜라노사이트라는 색소 세포를 활성화시켜 멜라닌을 증가시킴으로써 피부를 칙칙하게 만들고 기미가 생기는 원인을 제공한다. 또한 피부를 자주 문지르면 피부를 조금이라도 더 보호하기 위하여 각질층이 두꺼워진다.

다섯 번째는 클렌저이다. 클렌저의 주성분은 계면활성제이다. 일반 세숫비누의 계면활성률(기름기를 제거하는 강도, 계면활성률이 높을수록 우리 몸에 해롭다는 뜻)은 10~15퍼센트, 주방 세제는 20퍼센트, 샴푸 25퍼센트, 빨랫비누와 가루 세제 50퍼센트에 비해 클렌저는 55퍼센트의 높은 계면활성률을 보이고 있다. 클렌저의 사용은 건성 피부로 가는 지름길과 다름없다.

이렇게 화장품을 단식하고 나면 그다음 단식으로 옮겨가야 한다. 클렌징 다음으로 계면활성제가 많이 들어가 있는 것은 샴푸다. 안티에이징 의사이면서도 물로만 머리 감기를 꾸준히 실천하고 있는 일본 우츠기 류이치 박사의 글을 확인해보자.

"머리숱이 늘어난 이 즐겁고도 반가운 현상은 샴푸를 끊은 지 3년쯤 지나면서부터 나타났지만, 3개월 정도부터 눈에 띄기 시작한 변화도 있다. 모발에 '정발력'이 붙기 시작한 것이다. 머리가 잘 매만져지고 다듬어지기 시작했다. 정발제를 바르지 않으면 푸슬푸슬 처지던 앞머리가 손가락빗으로 가볍게 쓸어 올리기만 해도 힘 있게 서 있고 그 모양새가 장시간 유지되었다. 게다가 모발이 끈적이지도 않아서 말쑥하게 정돈된 헤어스타일이 가능해졌다. 물로만 머리를 감으면 적당량의 피지가 남기 때문에 이것이 '천연청발제'로써 모발을 코팅하게 된 것이다. 정발력이 생긴지 3개월도 안 된 사이에, 즉 삼푸를 끊은 지 반년도 지나지 않은 시기에 또 한 가지 주목할 만한 변화가 일어났다. 날마다 샴푸하던 시절에는 샴푸를 썼는데도 불구하고 (사실은 샴푸를 사용한 것이 그 원인이었지만) 저녁에는 모발이 심하게 끈적이고 냄새도 났다. 머리카락이 번들번들한 데다 불쾌한 냄새까지 나는, 중년 아저씨의 모습 그 자체였다. 게다가 가늘고 힘없는 모발이 끈적거리기까지 했기 때문에 전체적으로 볼륨감이 사라지고 납작해져서 적은 머리숱이 더욱 부각되었다. 그런데 머리를 물로만 감기 시작하면서부터 끈적임이 더욱 느껴지지 않고 냄새도 나지 않게 된 것이다. 이전에는 자주 '당신 머리에서 냄새가 나요'라고 말하던 아내도 '어머, 이제는 냄새가 전혀 안 나네!' 하고 분명하게 인정해주었다."

치약

2012년 영국 리딩대학교 필리파 다버 박사의 연구 결과에 따르면 파라벤이 내분비계를 교란할 수 있고, 유방암세포에서 파라벤의 농도가 높게 발견된다는 보고가 있었다. 이러한 연구 결과를 토대로 방송이 나가면서 많은 이들이 공포에 떨게 되었고 치약을 쓰면 암에 걸린다는 말까지 나돌게 되었던 것이다. 그러다가 치약을 쓰지 말고 소금으로만 양치질을 하자는 말까지 나오게 되었고, 실제로 천연 치약의 판매량이 최근 급증하고 있다.

결론부터 얘기하면 당시 연구를 한 연구팀조차도 발암 가능성에 관해서는 후속 연구가 필요하다고 한 만큼 아직 입증된 사실이 아니다. 게다가 파라벤은 항산화질과 식이 섬유를 함유하고 있어서 젊음을 유지하는 데 도움을 준다고 알려진 블루베리에도 함유된 물질이다. 한마디로 자연상에 우리가 먹는 물질에도 존재하는 물질인 것이다. 파라벤 자체의 독성이 매우 치명적이었다면 블루베리를 즐겨 먹는 이들은 빠른 속도로 암에 걸려서 사망했을 것이다. 게다가 체외로 잘 빠져나가는 성분이기 때문에 몸 안에는 거의 남지 않는다고 알려져 있다.

그렇다면 무조건 안심해도 되는 것일까? 공식적으로 파라벤은 내분비계 장애 물질로 의심되는 군에 속한 물질이다. 즉, 발암물질까지는 아니더라도 내분비계 장애 물질로 의심이 되는 물질이다. 게다가 우리는 덴마크에서 3세 미만의 어린이에겐 프로필 파라벤과 뷰틸 파라벤과 같은 일부 파라벤을 금지하고 있다는 사실과 EU 역시 치약, 화장품 등에 프로필 파라벤과 뷰틸 파라벤과 같은 파라벤류를 금지하고 있다는 사실을 주목해야 한다. (중략) 안타깝게도 아직까지 현행법상 성분 표에 단순히 보존제 혹은 파라벤이라고만 적혀 있기 때문에 소비자들은 메틸 파라벤이 들어 있는지 프로필 파라벤이 들어 있는지 알 길이 없다. 이는 법제화하는 것만이 답이다.

강상욱, 이준영, 《케미컬 라이프》, 미래의창, 2017

食客에서 만나는 건강한食

초판 1쇄 인쇄	2019년 2월 12일
초판 1쇄 발행	2019년 2월 21일

지은이	황인태
펴낸이	신민식

편집인	최연순

펴낸곳	가디언
출판등록	제2010-000113호

주소	서울시 마포구 토정로 222 한국출판콘텐츠센터 319호
전화	02-332-4103
팩스	02-332-4111
이메일	gadian7@naver.com
홈페이지	www.sirubooks.com

인쇄·제본	(주)현문자현
종이	월드페이퍼(주)

ISBN	978-89-98480-97-4 13510

이 도서의 국립중앙도서관 출판예정도서목록(CIP)은 서지정보유통지원시스템 홈페이지
(http://seoji.nl.go.kr)와 국가자료공동목록시스템(http://www.nl.go.kr/kolisnet)에서
이용하실 수 있습니다. (CIP제어번호 : CIP2019004303)